海外館藏中醫古籍珍善本輯存（第一編）

第四十一册

劉金柱　羅　彬　主編

醫道二千年眼目編（二）

廣陵書社

海外館藏中醫古籍珍善本輯存（第一編）

第四十一冊

鄭金生 羅彬 主編

醫故十年臨證日記（二）

廣陵書社

诊法类

醫道二千年眼目編（二）

卷三—八

〔日〕邨井杶 著

醫籍二千年知見目錄（二）

［日］真柳誠 著

醫道二千年眼目編卷之三

肥後藩疾醫　邨井杶　著

春秋醫

春秋四百餘年ノ間左傳ニタヾ醫和醫緩扁鵲ガ事ヲ載セ史記戰國策ニモ扁鵲ガ事ヲ載スコレ孔子ト同時ノ人ナリ戰國策秦策ニ載スル扁鵲ト同ジカラズ此外春秋戰國ノ際子史醫人ヲ載スルヿヲ聞カズ左傳昭公二年晉侯有疾ト人曰實沈臺駘爲祟子產曰若君身則亦出入飲食哀樂

卷之三

之事也山川星辰之神又何爲焉僑聞之君子有四時
朝以聽政晝以訪問夕以脩令夜以安身於是乎節
宣其氣勿使有所壅閉湫底以露其體茲心不爽而
昏亂百度今無乃壹之則生疾矣コレ子産醫ニア
ラザレバタヾ晉侯ノ百度ヲ昏亂シテ接御ノ節
ナキヿヲ知ツテ疾ヲ生ズルヿヲ云ヘリ故ニ下
章ニ云ク内官不及同生其姓不殖美先盡則相
生疾君子是以惡之又云今君内實有四姬焉其
無乃是也乎若由是二者弗可爲也已四姬有省猶

可無則必生疾矣コレ子産ハ晉侯嬪御寵愛ノ節ナラズ稀省ナクシテソノ度ニ過ギタルヲ以テ必此疾ヲ生ズト云ヘリコレ皆常人想像ノ談ニシテソノ病證ノ如何ト云ヿヲ云ハズ晉侯ノ疾豈ソノ證ノ診候スベキナカランヤ左丘明賢人トイヘドモ醫者ニアラザル故ソノ證候ヲ記セズシテタヾ子産ガ病因ノ說クヿノ詳審ナルニ驚ヒテコレヲ記スルノミ晉侯ノ子産ガ言ヲ聞ヒテ博物君子也ト云フモ亦咲フベシ凡士君子ノ人

ノ病ヲ視テ嬪御寵愛ノ節ナラズコレヲ稀省セズレテソノ度ニ過キテソノ疾ヲ生ズルヿヲ口實トスルヿ古今和華一揆ト云フベキノミコレハコレ士君子ノ常ニ慎ム所モトヨリ然ル所以ナリ故孔子ノ所常慎三ニシテ疾ソノ一ナリ夫レ人苟モ疾病アル時ニ當ツテコレヲ慎ムノミナラズ疾病ヲ生ズベカラザルコトヲ慎ムベキノミ鄉黨篇ノ叙ヅル所ヲ以テコレヲ見ルベシ孔晁曰人雖ドモ有ト命荒淫ナル者ハ必損スル壽ヲ左傳昭二年女陽物晦時ノ疏ニ出ツ

コレ荒淫ハ事ナリ事慎マズンバアルベカラズ
而モソノ事ヲ慎マザラシムルモノハコレ病毒
ノナス所ナリ此病毒ノナス所ナル寸ハ必ソノ
證アリ必ソノ證アル寸ハ必ソノ苦ム所アリソ
ノ苦ム所必内患アリ外患アリ此内外ノ苦患乃チ
ソノ證ナリソノ證乃チ毒ノ著ク所ト動ク所ナ
リ醫ノ術タル此證ニ随ッテソノ外ニ應ズルト
内ニ結ブ所トヲ診候シテ又ソノ證ニ随ヒソノ
方ヲ處シテコレヲ治スルコレ古疾醫ノ術ノ至

レル所ナリ今子產ガ論ズル所ハソノ證ヲ聞ヒ
テ私竊《ヒソカ》ニソノ因ヲ說クモノナリコレ士君子ノ
天事人事ニ本ツケテソノ病因ヲ說クモノナリ
ソノ故ナキニアラズ然リトイヘ𪜈亦疾醫ノ說
ニアラズ夫疾醫ノ說ハ士君子ノ疾病ノ由ヲ說
クト逕庭セザレバ疾醫ノ道ニアラズ春秋ノ時
ヨリ疾醫ノ道或ハ熄ニ似タリ凡疾病ハ飲食ノ
節度ヲ失フヨリ生ズ於是飲食ノ毒鬱結スル寸
ハ男女ノ情一毒ノ爲メニ動サレテ人ヲシテ耗

殃ヒシム百病コレヨリ起ル醫ノ術タルソノ毒ヲ祛ルニアリソノ毒ヲ祛ルモノハ毒藥ニアラザレバコレヲ祛ルヿ能ハズ毒藥ヲ服スル寸ハソノ人瞑眩セズト云ヿナシコレ毒ト毒ト相激スレバナリ毒ト毒ト相激スル寸ハ病毒忽藥毒ニ毒セラレテソノ人必ス瞑眩セズト云ヿナシコレ病毒動クノ時ナリ藥毒コレヲ驅逐スルノ時ナリ此病毒ヲ畜聚シテ動カサル時ニ當ツテ男女ノ情ソノ節度ヲ失フモノ多シ尊貴ノ人最コ

レニ耗殃セラルヽモノアリコレヲ攝養保護スルすハ常ニ復スルヿ速カナリ苟モツノ常ニ復スルすハ飲食ノ毒遂ニ鬱結スルヿナク男女ノ情ソノ節度ヲ失フヿナシ由テ此ニ觀ハ之ヲ子産ガ論ハコレソノ末ナリ疾醫ヲシテ常ニツノ病毒ヲ祛ラシムコレソノ本ナリソノ後チ晉侯子産ガ言ヲ聞ヒテ遂ニ醫ヲ秦ニ求ム秦伯使ム醫和ヲシテ視セ之ヲ醫和於是視侯之病曰疾不可為也此章ハコレ左氏史官ノ記ニシテ正史ノ文ナレドモ亦和ガ視ル所ノ

證候ト脈狀トヲ說カズタヾソノ陰陽ノ理ヲ以テ詳ラカニ病ノ因ヲ說ク中冓之事不可言遂ニ先王ノ樂節ヲ以テソノ病因ニ譬フ故ニ正義曰女之為節不可得說故以樂譬之遂ニ煩手淫聲ヲ以テコレヲ譬ヘテソノ疾ノ治スベカラザルヿヲ云フ故曰今君不節不時能無及此乎遂又趙孟ガコレヲ諫メザルヲ譏ル故又文子曰醫及國家乎對曰上醫醫國其次疾人トアツテ和ガ病因ヲ說ヒテ平公〆女ヲ近ルノ事ヲ誡ムコヽヲ以

テ文子コレヲ疑ツテ云醫人ノ國家ノ政令ニ與《アヅカ》リ又諸侯ノ脩身保攝ノ事ヲ說クカト夫趙文子ガコレヲ疑フツノ故ナキニアラズ疾醫ノ術タル但人ノ疾病ヲ診察シテフノ證候ニ隨ツテフノ方劑ヲ處シ早クソノ苦患ヲ除キ去ルコレヲフノ本職トスベシ何ゾ必シモ國家ノ政令天地ノ時氣人君ノ身事ヲ說ヒテ病因ヲ本トシ無用ノ贅辨ヲ費マサンヤ何ゾソレコレヲ以テ醫人ノ本分トセンヤ後世醫和ガ言ニ由ツテ醫人ヲ

美稱シテコレヲ國手ト云フ醫人靦然タル面目アリ自ラコレヲ榮トス亦慚愧スベキノ至ナラズヤ今和ガ平公ノ疾ヲ論ジテコレヲ診視スルヲ見ルニ平公ノ疾治スルヿ能ハザル寸ハコレヲ詳悉叮嚀ニ說クトイヘ𪜈亦何ノ益カアル實ニコレ無用ノ贅辯コレニ過タルヿナシ縱令《タトヒ》平公及ヒ趙文子コレヲ聞カシヿヲ欲ストイヘ𪜈和ソレコレヲ說カズシテ可ナリ若コレヲ論ジテ平公ノ疾愈ルヿアラバ可ナリ愈ヘザル寸ハ他

國ノ君ノ不德ヲ重ヌルモノハ如何豈醫人ノ事ナランヤ但コレ和ガ言ハ後世人ノ君タルモノノ戒トスルニ足レリ然リトイヘドモ人君保護攝養ニハ論ナシ一國ノ政令豈醫人賤職ノ言ヲカランヤ聖賢ノ教存スルコトアル寸ハ何ゾ必シモ獨醫和ニ取ランヤ趙文子曰醫及國家乎ト文子ガ疑實ニ當レリト謂ベキノミ然ルニ和又曰上醫醫國トコレ和ガ遁辭ニシテ辨舌ヲ以テ人ヲ服セシメント欲ス醫豈國ヲ醫スルノ理アランヤ小道

賤伎ノ人ノ心ナルカナコレ實ニ憎ムベキノ至ナリ韋昭コレヲ註シテ曰止其淫惑是謂醫國嗚呼コレ從テ文ニ強解スルモノナリ夫レ止ム人君之淫惑ヲ豈醫人之事ナランヤ哉若夫レ士大夫其職掌ニ而止ル人君淫惑之事者是其分也謂フ之ヲ醫國ト者譬喩之言ニ而謂フ之ヲ醫ノ國之手ト亦可也醫人ニシテ何ゾワレコレヲ醫國ト謂ンヤ咲フベキノ甚シキモノナリコレ豈醫人ノ預リ參スル所ナランヤ凡醫官ハ君有疾病フノ時ニ臨ンテ審ラカニフノ證候脉色ヲ診察

シテコトノ方ヲ處シコトノ苦患ヲ早ク逐除スルニアルノミ又他ノ術アルコトナシ苟モ醫人ニシテ君ノ淫惑ノミヲ止メントト欲スルモノハコレ越尊俎ノ類ナリ實ニ有司執法ノ許サヾル所ナリ蠱皿ノ譬ヘ琴瑟ノ論ヘ當レリト云コト謂ヘドモ他國ノ君ヲ指シテ淫溺惑亂ト云ヒ或ハ云非鬼非食惑以テ喪フ志ヲ良臣不生天命不佑若君不ンバ必セ失ス諸侯ヲト趙文子曰良醫也厚ク其禮ヲ而歸ス之哭ヲアベシ趙孟ガ言ヤ國家ヲ佑クルノ拙キ和ガ本職ヲ失ヘル

ヿ何ゾソレ君ノ為メニ和ヲ罪セザルヤ何ゾソレ其禮ヲ厚フシテコレヲ歸スマ今ソレ左氏ノ浮夸ナルソノ文辭ヲ工ニシテソノ事實ヲ遺ス國語トソノ文各異ナリトイヘドモ惜ヒカナ平公ノ脈證ヲ略シテソノ人ノ多言贅辨ヲ記ス後世左氏ノ記スル所ト云フヲ以テ和ガ言ヲ疾醫ノ道ト思ヘルモノハ過テルカナ由此觀之恐ラクハ和モ亦古疾醫ノ道ヲ知ラズシテ六氣ノ理義ヲ說キ過淫為シ菑ヲ生ス疾ノヿヲ云フニ過ギザルモ

ノナリ夫醫和ガ言ニ曰天有六氣コレ下ニ謂ヘル所ノ陰陽風雨晦明コレナリ此六氣ニヨッテ天地ノ間萬物ヲ生育スソノ生育スルモノ皆人ヲ養フ所ノ物ナリ人コレヲ養フ況ヤ萬物コレヲ養ハザランヤ降テ生五味コレ皆陰陽風雨晦明ニ由ッテコレヲ生ズルヲ云フ此六氣ノアラハル丶コレヲ見レバコレ皆天ニ在リ故ニ降ルト云フコレ皆飲食トナッテ人ヲ養フモノナリ聖人制シテコレガ調和ヲ作ル必ソノ節度アリ疾ヲ生

ゼシムルノ理アルコトナシ洪範ノ五行モ亦コレ人生飲食ヲ作ルノ用ヲ專ラニセザルハナシ故ニ五行相聚ラザレバ飲食成ルコトナシソノ餘宮室衣服トイヘドモ五行皆相聚ツテ相成ルモノナリコヽヲ以テ五行ノ五味ヲ生ズル六氣降ツテコレヲ生ズ必シモ分配ノ謂ヒニアラズ發ス為五色トハコレ又五行五味ノ發見スル所ノ色ナリ故曰五味五色五聲配スル五行ニ者ハ經傳ニ有明文洪範註ニコレヲ說ケドモ又分配ノ謂ヒニアラズ戴記月令

以下ニ至ツテ漢儒ノ說皆五行分配ヲ本トス又
何ヅ醫術ニ預リ與ル所アランヤ周禮醫師職ニ
五ノ數ヲ以テ醫事ヲ說ケドモ分配ノ謂ヒニアラ
ズ五行分配ノ說アル章ノ如キ恐クハ王莽ガ時
ノ傅會ナルモ亦知ルベカラズ夫天地ノ間人民
ノ際豈此數ナカランヤ醫獨リ何ヅ專ラニコレニ預
リ與ランヤ淫生ニ六疾淫ハ過度ノ謂ヒナリ杜預
コレヲ註シテ云滋味聲色所ニ以養フレ人ヲ然レドモ過スバ則生ズレ害ヲ
正義曰上既ニ以テレ樂ヲ譬フレ人ニ乃チ云物モ亦如シレ之至レ煩乃舍ツ言

用之有節也此又本ニテ諸上天ニ言物皆不得過度也然ルナハ陰陽風雨晦明ニ由ッテ穀肉果菜ヲ生ジテ各ソノ味ヲ備ヘテ以テ人民ヲ養フモノナリ穀ハ五穀九穀ヨリ百穀ニ至リ肉ハ鳥獸魚鼈群類數千アリ菓ハ五菓ノ外草木ノ菰實アリ又水陸ノ品アリソノ數夥多ナリ菜モ亦五菜ヨリ草木皆竹ノ食スベキ物勝ゲテコレヲ算フベカラズコレ皆天ノ六氣ヲ降シ合雜シテ地上ニ生植スルモノナリ上古聖人一々コレヲ嘗メテ藥ト

貪トヲ分チ制ス後世聖人又コレニ則ッテ以テ
コレガ禮節ヲ制作シテ心ノ節儀ヲナシテコレ
ヲシテツノ度ニ過ギザラシムツノ故何ゾ聖人
天ニ代ッテコレヲ敎ヘテ以テコレヲ養フ所ナ
リ又何ゾ人民ヲ害スルコヲセンヤ過則生害ト
ハ人民自ラコレヲ招クノ害ナリ害ハコレ疾ナ
リ又云過則爲菑トコレ醫和遂ニツノ淫過シテ
度ヲ失フヲ以テ六疾ヲ論ズ余ヲ以テコレヲ見
レバ或ハ然ラザルニ似タリ凡ッ人ノ大欲ハ男

女ト飲食トニアリ此二ツノ物ヲ得テコレヲ淫過スルノ心アルコレ常人平人ノ事ニアラズ試ニミヨ過酒大飲ノ人コレ病ニアラズシテ何ゾ常人平人ニアラザレバナリ常人平人ハ必ズソノ禮節ヲ守ル豈心ヲ恣マヽニシ志ヲ蕩ラカスモノアランヤコレ乃チ君子之近琴瑟以儀節也トカコレナリ此儀ヲ以テコレヲ節スルヿヲ失スルモノハツノ心豈平常ノ人ナランヤコレ必疾病アツテ内ニ動ケバナリ疾病ハ正氣ニアラ

ズコレ邪氣ナリ邪氣ハ常ニアルベカラザルモノナリ常ニアルベカラザルヲ以テコレヲ疾病ト云フ疾病ハ邪氣ナリ邪氣乃チ一毒ナリ外證內候痒痛寒熱皆一毒ノ動ナリ此一毒動ク時ニ當ツテ醫タルモノソノ證候ヲ診察シテコレガ方ヲ處シソノ死生ヲ眡ズシテソノ苦患ヲ治スベシコレ所謂天官疾醫ノ職也何ゾ必シモ六氣五味五色五聲六疾ノ因ヲ論ズルヿヲセンヤ何又四時五節五行ヲ五藏九藏六府等ニ分配シテ疾ヲ

治スルヿヲ本トセンヤ六氣四時五行五味五色五聲五節天地ノ間モトヨリコレアルモノナリ若或過淫シテ菑害ヲナシ陰淫寒疾アヲバ醫ソレ其證ニ隨ツテソノ方ヲ處シソノ苦患ヲ祛ルベシ陽淫熱疾風淫末疾雨淫腹疾晦淫惑疾明淫心疾アルモ亦皆其人其證アラバ各其證ニ隨ツテ又其方ヲ處センノミ故古疾醫ノ術各其規則ノ治ト方法トノ教アリ今醫和タヾソノ病因ヲ本トスルヿヲ說ヒテソノ病證ヲ治スルヿヲ說

カズ曰何ヲ以テ醫和ガ病證ヲ治スルヿヲ知ラザルヿヲ知ルヤ曰醫和視之曰疾不可為也醫和ガ此言平公ヲシテツノ疾ノ治スベカラザルヿヲ聞カシム平公豈心ニコレヲ忌マザランヤコレ豈醫人ノ心ナランヤコレ忠恕ノ道ニアラズ是歳趙文子卒ス十年平公薨ス醫和コヒ十年以後ノ欸ヲ云亦晩ツカラズヤ若ソレ十年ニシテ平公卒セバ當時平公ノ苦ム所ノ病證ヲ診察シテコレヲ瘳シテツノ患ヲ去ルノ術ヲ施スヿヲ説カ

バ平公豈コレヲ保攝養生セザランヤ十年ノ久
シキ大臣必コレヲ諫ンノ若或ハ治療ノ道ト
術トヲ施サバ平公豈平癒スルノ時ナカランヤ
而平公ヲシテ安樂ノ地ニ就カシメテソノ必然
ヲ得ザラシメザルヤ況ヤ又平公十年ノ後ニシ
テ卒スルモノハソノ天年ノ盡ルモ亦知ルベカ
ラズ然ルニ今醫和多クノ辯舌ヲ費シ無用ノ贅
言ヲ吐ヒテ厚ク贈賄ノ禮ヲ受テ歸ルヤ嗚呼古
今和華醫人ノ名利ヲ好ミ陰陽五行ヲ以テ己レ

醫道眼目編　巻之三　〇十三

ガ術ヲ緣飾シテ人主ヲ衒フコ一揆一轍又惡ム
ベキノ甚キニアラズマ然リトイヘドモ今和ガ六
氣五味五色五聲等ノ成數ヲ説クヲ視ルニ後世
素靈家ノ説ノ如ク一々コレヲ分配シテ病因脈
理ニ合從スルニ似ズ故和曰天有六氣降生五味
コレ彼六氣コレヲ五行ニ配シテ一氣一行ヲ生
ズト謂フニハアラズ但六氣雜合シテ此五味ヲ
生ズルヲ云フ故疏云五味皆由陰陽風雨晦明而
生是言六氣共生之非言一氣生一行也後世醫家

ノ説ニ至ツテハ寒暑燥濕風火ヲ以テ六氣ト謂
ヒコレヲ五行ニ配ス暑ト火トハ一ナリコレヲ
分ツテ君火相火ニ配ス熱化暑化コレナリ少陽
少陰コレナリ發為二五色一ト云ヘ氏コレヲ分配ス
ルノ謂ヒニアラズコレタヾ五味ノ色ノ發見ス
ルヲ云フ故ニ疏ニモ味則嘗テ可レ知未レ有二形色一可レ視
發見而為二五色一也トアレハ味ト色ト別ニ天地ノ
間ニアルニアラズ味ノ發見シテ色トナルヲ謂
フナリ徵為二五聲一コレモ亦味色ト聲ト別ニコレ

アリト謂フニハアラズ味ノ驗レテ音聲トナル
ナリ疏又云色既不同其聲亦異爲驗而爲五聲也
此味聲色也皆本諸上天所以養人用之太過則生
六種之疾ト故和又云淫生六疾ト遂ニ下ニ至
ッテ曰過則爲菑陰淫寒疾陽淫熱疾風淫末疾晦
淫惑疾明淫心疾コレ分配ニ似テ又今ノ醫家ノ
五行ノ説ト同ジカラズツレタバ同ジカラズ然
レビモコレヲ要スルニ皆是病因ニシテ治療ノ手
段ニ於ヒテ又益ナキノミ夫四時モ亦陰陽ナリ

春夏ヲ陽トシ秋冬ヲ陰トスコレ天ノ一氣ナリ分レテ二氣トナルコレヲ四ツニシテ四時トナル温暖暑熱清涼冷寒アリ此六氣ト共ニ行レテ止息アルヿナシ疏又云陰陽風雨有多時有少時晦明則天有常度無多少時也晦明トハ晝夜ヲ云ヿナリ故又云天氣不以テ病シメ人ヲ但人用晦明過度則人亦為病コレ豈飲食男女ノ謂ヒニアラズヤツレ天ノ人ヲ養フノ具ヲ以テ何ツレコレヲ病マシムルヿヲセンヤ人コレヲ用ユルヿ度ニ過ク

レバナリ度ニ過クル寸ハ晦明ノ行ニ因ツテ一毒必ス内ニ結フルヿアリコレヲシテ結フラシメスコレヲシテ病トナラシムルヿナカラシムルモノハ唯聖人ノ禮樂節儀アツテコレヲ防護攝養スルノ敎アルヿアレバナリコレ乃子產所謂君子有二四時一ノ敎コレナリ若此四時ノ敎ヲ守ルヿ能ハザルモノハ飲食ノ毒忽チ肚腹ニ結レテ疾トナル男女ノ欲必コレヲ耗殃ス聖人コレヲ敎ヘテ君子コレヲ愼ミ守ル故ニ聖人ノ道行ルヽ寸

ハ人疾病ノ爲メニソノ躬ヲ毒スルヿアルヿナ
シ故ニ子產又曰勿レ使ムルヿ有テ所壅閉湫底以テ露サ其體ヲヿレ
病毒人ノ血脈ヲシテ壅障シテ行カシメザル寸
ハ土ノ水ヲ壅クガ如シ閉塞シテ出テサラシム
ル寸ハ門戸ヲ閉ツルガ如シ湫聚シテ散ゼズ底
滞シテ止停スル寸ハソノ人羸瘦シテ骨ヲ露ス
ニ至ルコレ一毒ノ為メニ攻メラレテ危篤ニ至
ラント欲スルノ時ナリタヾソノ輕重淺淡ヲ論
ゼズソノ時ノ證ニ隨ツテソノ方ヲ處シヿノ疾

苦ヲ太公ルコレヲ疾醫ノ職分本業ノ手段トス嗚
呼今醫和此手段ヲ知ラズシテ何ゾフレ唯其病
因ヲ説ヒテ平公ヲシテコレヲ患ヘシムルヤ又
但其説亾ビテ傳ラザルカ左氏ノ浮夸ナルコレ
ヲ略シテ唯文辭ヲ修飾スルカ蓋疑フ和ハコレ
當時陰陽醫ニシテ古疾醫ノ術ヲ學ビザルモノ
ナランシ又惜ムベキカナ且前ニ説ク所ノ如ク醫
ノ術ヲ以テコレヲ見レバ子産ガ言モ亦末ナリ
和ガ言モ亦抑末ナリ今又子産ガ言ヲ擧ゲテ詳

カニコレヲ讀ムニ晉ノ平公ノ疾メル子產ワノ
證ヲ聞ヒテ曰若君身則亦出入飲食哀樂之事也
山川星辰之神又何爲焉僑聞之君子有四時朝以
聽政晝以訪問夕以脩令夜以安身於是乎節宣其
氣勿使有所壅閉湫底以露其體茲心不爽而昏亂
百度ト是古聖人ノ法言ニシテ子產コレヲ述べ
テコレヲ說ケリ余以爲コレ但天子諸侯卿大夫
脩身安身ノ道トイヘドモ士君子モ亦コレヲ節ス
レバ又一日一夜ヨリ終身ノ戒メ愼ム所ノ保養

攝生ノ道コレニ外ナルヿナシ禮樂ハコレヲ和シコレヲ敬シコレヲ節用スルモノナリ苟モ其氣宣ブルヿアルヿナキ時ニ當ッテ其毒必ス壅閉湫底スル寸ハ其身體或ハ羸瘦シテソノ骨ヲ露スニ至ルコレソノ疾病ノ爲メノ故ナリコレ醫治ヲ施スノ時ナリ今古ノ説ニヨッテコレヲ治療ノ手段ニ施ス寸ハ皆是一毒ノナス所ナルヿヲ知ルソレ國君タルモノ一日ノ内此四時アル寸ハ逸勞過淫ノ事ソノ心身ヲ疲ラシムルヿア

ルヿナシ朝ハ以聽其政ミナ禮樂威儀アツテ以テコレヲ節ス晝ハ以テ訪問スソノ可否ノアル所布テ在方策夕ハ以テ脩ム其令ヲコレソノ百事ヲ施ス所ヲ思念スルノ道ヲ云先王以テコレヲ節ス夜以安ンス其身ヲコレ所謂君子之近琴瑟以儀節也非以慆心也コレナリ君子苟モ如此ナルトキハソノ人疾病ヲ生ズルヿアルヿナシ然リトイヘドモ君子日用ノ事ミナ出入飲食哀樂之事也此三ツノ物ソノ度ヲ過淫スルトキハ飲食滯止シテ忽チ一毒トナル故孔

醫道眼目編　巻之三　十二

子曰飲食不時逸勞過度者病共殺之正義云出入即逸勞也朝以聽政晝以訪問是出也夕以脩令夜以安身是入也此出入ヲ以テ飲食ヲ節ス一毒身ヲ病マシメザル所以ナリコレ節シテ以テ其氣ヲ宣散スレバナリ故又云凡人形神有限不可久用神久用則竭形太勞則敝不可以久勞也神不用則鈍形不用則痿不可以久逸也固當勞逸更遞以宣散其氣朝以聽政久則疲疲則易之以訪問訪問久則倦倦則易之以脩令脩令久則怠怠則易之以

安身安身久則滞滞則易之以聽政以後事改前心則亦所以散其氣也ソレ如此ソノ身心ヲ攝養スルトキハ出入ノ事飲食ノ物哀樂ノ情三ツノモノ滞止スルコトアルコトアランヤ苟モ出入ノ事ソノ度シ過ギ哀樂ノ情ソノ節ヲ淫スルトキハ日用ノ飲食忽チコレニ壅閉セラレテソノ滓渣汚濁湫底止滞シテ忽チ一毒トナツテ百病競ヒ生ズ故ニ又云四時之事若其壹之則血氣集滞使不得宣散コレ一日四時ノ養ヲ失ツテコレヲ一ニスルトキハ血

氣ソノ一毒ノ爲メニ集滯セラレテ鬱結スコレ呂子所謂鬱コレナリ又所謂戸樞不螻流水不腐ト云コレナリ若《シ》戸樞溢ツテ轉ゼザルトキハ必《ス》蠹蟲ヲ生ジテ必《ス》朽《ツ》江河水芥蔕聚畜スレバ流レズ必《ス》汚濁シテ臭惡ナリ必《ス》糞蛆ヲ生ズコレヲ人ニスレバ氣血ノ鬱スルハ一毒ノ爲メナリ此ノ一毒乃《チ》疾病ナリ諸證ハソノ動ト結トナリ諸證ノ愈ルニ似タルハ病毒ノ靜ナルナリ後世ノ治療ハコレヲ靜ニスルヲ術トス故ニ又云氣不散則骨蠹

露也肥則膚肉厚。骨不見。痩則肌膚薄故體羸露羸
露是露骨之名皆是一毒ノ為メニ攻メラレテ
形體ノ大表ニ見ルヽハモノソレ然リコレ越人ガ
所謂病應見於大表トコレナリ兪跗カ一撥見病
之應ト云フモ亦コレナリ夫大表ニ見ルヽ病應
ト云フモノハ裏ニアル一毒ノ内外相應シテ見
ルヽモノコレナリ病人自ラコレヲ知ルノ證ト
傍人看病ノモノヽ見聞スル所ハコレ皆外證ナ
リ必ソノ内候裏證ソノ毒ノ著ク所ヲ診察スル

ノ術アリ若シ此術ナキ寸ハ傍人ノ診察ト又何ゾ異ナランミナコレヲ氣血ノ留滯トセザルヿヲ得ンヤ子産賢者トイヘドモ醫人ニアラズ學バザレバ知ラズコレソノ由ナリ故子産曰勿レ使ニ有ル所ノ壅閉湫底以テ露サ其體ヲトコレ子産醫人ニアラザレドモ古疾醫ノ言ト暗ニ相符ス余ヲ以テコレヲ觀レバ今有ル所ノ壅閉湫底スル者ハ一毒ナリ一毒ソノ氣血ヲ壅閉湫底スルガ故ニ氣血循環宣散スルヿヲ得ズ今一毒ノ動ニヨツテ大表ニ見レテ此疾

病ヲ生ジ人ヲシテ其身體ヲ羸露セシムルニ至ル壅閉湫底豈獨氣血ノミナランヤ一毒コレニ來ズレバナリ嗚呼二千年來此事明ヲカナラズ東洞翁曰氣豈獨病乎毒來之也コレヲ二千年來ノ眼目ヲ開クト云近年荻生先生五行論ヲ著ノ曰左丘明述良醫之言曰寒暑曰風雨曰晦明三而兩之有味乎其言之也戰國而上雖小道猶有若是者爾又曰神農教醫黃帝作甲子雖神聖所爲小道哉此二術者探頤鉤隱察未形覘未見以識死生休

咎ノ之故ヲ稽ニ諸星土物類ニ徵ス之ヲ聲色臭味皆以五ヲ爲紀ト
鑿タ乎若シ可據ル者迺チ其ノ術所自ヲ爲ニ己ミ豈ニ天地之氣若
是其ク整乎哉嗚呼荻生先生ノ言ハ後世儒者五ノ
數ヲ以テ五行ヲ物類ニ分配シテコレニ拘泥ス
ルモノヲ排斥スルノ言ナリ夫レ五ノ數ヲ以テ物
類ニ分配スルモノハ洪範ヲ初トス周官醫師職
モ亦皆五ノ數ヲ以テ分配スルコト世ノ知ル所ナ
リ然レドモ後世ノ如ク強ヒテコレヲ分配スルニ
非ズ天地ノ間自然ニ此數アリ五行ハ歷然タル

天地ノ人ヲ養フノ物ナリ穀ニ九穀百穀アリトイヘ𪜈五穀コレヲ總ブ由テ是觀ル之ヲ五行ノ外此穀別ニコレ一府一行ナルヲ以テ尚書ニモ五行ニ穀ヲ添ヘテコレヲ六府ト云コレ五行ヲ以テ事ヲ成シテ穀ヲ添ヘテコレヲ救濟ス然レハ此六府ヲ以テ六氣ニ分配シ難シ然レハ成數ハ天地ノ間自然ニコレアリ人ニ十指アリ一手五指六指ニシテ餘アリ四指ニシテ足ラズ故五行アリトイヘ𪜈コレヲ以テ我カ業ヲ緣飾スルエノハ

先王經國ノ大道ニアラズ先王禮樂ヲ制作シテ上コレヲ天象三辰ニ取ッテコレガ極ヲ立テ中コレヲ四時五方六合七政ニ象リ下コレヲ五岳四瀆ニ本ツケテ天地ニ代ル神聖ノ德ヲ以テ下民ニ照臨スコレヲ明德ト云三代相傳ヘ周ノ代ニ至ッテコレヲ文明ニシテ萬事皆成數ニ取ッテコレガ目ヲ立ツ周官ノ敘ツル所コレヲ見ツベシ於是小道ト筮醫樂歷數ノ如キ各コレヲ家ニ名ケテ遂ニ陰陽五行ヲ以テ己レガ術ヲ緣飾

主張スルヿヲ本トスコレ周代禮樂ノ道衰弊ス
ノニ至ツテ術家コレヲ主張ス兵家最コレヲ主
張シテヨリ醫家益以テ府藏經絡脈色ノ理ヲ立
ツ陰陽五行ヲ以テ分配緣飾スルノ學於是乎究
ル素問九靈ノ說コレナリ和緩ガ論コレソノ濫
觴嚆矢タリト雖歷數ニ至ツテハ探賾鉤隱察未
形覘未見以識必生休咎之故暨諸星土物類徵之
聲色臭味皆用五爲紀コレソノ術ヲ鬼神ニスル
ノ一端ナリ縱令鑿々乎若可據者廼其術所自爲

已荻生先生コレヲ言フモ亦至當ノ說ト謂フベシ雖然我醫術ニ至ツテハ萬々然ラズ當時先生復古ノ業ヲ唱フト稱ス經義文章ヨリ凡百爾事皆コレヲ西漢以上ニ徵シテ皆ツノ徵アリタヾ我醫術ニ至ツテ事ヲ素問九靈ニ徵シテ方法ヲ宋明ニ考フ若シツレ先生ヲシテ我東洞氏ノ世ヲ同フセシメハ必スフレ抵掌シテ我カ術ノ古疾醫ノ道ニ徵アルヿヲ稱セン亦惜ヘベキノミ徂徠集中ノ醫ヲ言フ悉ク輓近ノ說ヲ取ツテ我臆ヲ

以テ強ヒテ古ニ徵セント欲ス可勝嘆哉ソレ我カ古疾醫ノ術タル道トスル所ナシタヾ術ノミソノ道トスル所ハ聖人ノ道ナルヿアリ故ニ古疾醫ノ方法證候ニ徵シテ內外表裏ノ相應スル所ニ隨ヒソノ方ヲ執ツテソノ證ヲ治スレバソノ證自ラ治ス於是ソノ藥ノ功コレヲ病ニ徵シテコレヲ知ルベシコレ乃我ガ門今日日用ノ事實ノ存スル所ナリ吾無隱爾然ルトキハ我ガ此方術淺シテ探頤鉤隱察未形覘未見以識死生休咎之

故者ニアラズ何ゾ必シモ瞽諸星土物類徴之聲色臭味ノ義ト理トアランヤ嗚呼陰陽風雨晦明天地ノ間モトヨリコレアリ聲色臭味皆用五爲紀ノ事記傳ノ上モトヨリコレアリ君子日用四時アリ若コレヲ失シテ疾ヲ生ゼバ此時ニ當ツテコレヲ醫官タルモノニ命ゼバ早クソノ事ニ就キ速カニソノ證ニ随ツテソノ古ヲ處シソノ治ヲ施スベシコレ醫官タルモノヽ大任ナリ何ゾ必シモ聖人ノ道ヲ說ヒテ多ク益辨センヤ余

故曰子産醫ニアラズ平公ノ病證病因ヲ説クモ末ナリ和ガ言モ亦抑末ナリ然ルトキハ荻生先生豪傑ノ士トイヘドモ當時古疾醫ノ術起ラズ故ニコレヲ知ルコト能ハズシテ曰左丘明述良醫之言雖小道猶有若是者爾トハ其然豈其然乎今ニシテ古疾醫ノ術ヲ以テコレヲ觀レバ和ハ良醫ニハアラズ陰陽醫ナリ若シ和ヲシテ大病急患ニ臨マシメバ和必ス股栗シテ手ヲ出ス所ナカラン緩ガ醫事ヲ説クニ至ッテハ又和ガ下ニ出ヅルコト

醫道眼目編

一等ナランコヽニ贅セズ世ノ君子及ヒ醫人余ガ和ガ醫事ヲ辨ズルヲ以テ緩カ醫事ヲ推シ知ルベシ

明治辛卯三月廿六夜再閲過了
白峰學人　岡直義夫

醫道二千年眼目編巻之三終

醫道二千年眼目編卷之四

肥後藩爽醫　邨井杶　著

漢醫

漢ニ公乘陽慶アリ又公孫光アリ史記倉公傳ニ見ユ陽慶ハ禁方ヲ以テコレヲ倉公ニ予ヘ黄帝扁鵲ガ脈書ト五色ヲ以テ病ヲ診スルノ術ヲ傳フ此泫ニヨツテ人ノ死生ヲ知リ嫌疑ヲ決スルヿヲ教ヘテソノ病ヲ治スベキヿヲ定ムト云フソノ藥論モ甚精シ倉公コレヲ受ケテ人ノ爲メ

ニ病ヲ治シ死生ヲ決シテ多ク験アルヿヲ業ト
スト云コレ蓋素問九靈ノ間ニ散在スル所ノ脈
法ナラン扁鵲ハ本ト黄帝ノ時ノ扁鵲ナラン正義
ニ引ク所ノ黄帝八十一難序ニ云秦越人與軒轅時
扁鵲相類スル仍テ號メ之ヲ爲ス扁鵲トアレバ此扁鵲トハ黄
帝ノ時ノ扁鵲ナリモトヨリ五色診病モ亦ソノ
書アツテコレヲ傳フルナラン倉公ハ本ト古疾
醫ノ術ヲ傳フル者ナリ故曰少而喜フ醫方術ヲ此古
術トハ乃チ古疾醫ノ方術ニシテ切脈望色聽聲寫

形ヲ待タザルノ診ナリ此四診後世陰陽醫家ニ傳ヘテコレアリトイヘドモ越人ガ傳フル所ノ古疾醫ノ方術ハ但ソノ内候ヲ主トシテ此四診ヲ以テ本トセズ仲景ノ所謂觀其脈證隨證治之コレナリ脈ニ隨フト云ズシテソノ證ニ隨フト云ソノ證如何五藏ノ癥結ニアラズシテ又何レノ處ニアランヤ故曰言病之所在聞病之陽論得其陰聞病之陰論得其陽病應見於大表ソレ脈ハ三部九候ノ診アリトイヘドモ脈モ亦皆大表ニ見ル

ルモノナリ脈變シテ病變ズルニアラズ病變ジテ脈乃チ變ズルモノナリ又脈ト病ト合弁協和セザル時アリソレ脈候ハ外候ナリ腹候ハ内候ナリ縦令脈ヲ診スルニツノ妙用アリトイヘドモソノ變化モ亦計ルベカラザルモノアリコレコレヲ取ルベク又コレヲ棄ツベカラザレドモ脈ト證ト合弁協和セザルノ診アレバ一ニ脈ニ隨フヿヲ得ズ故ニ仲景モ越人ガ法ニヨツテ云ヘリ觀其脈證隨證治之隨脈治之トハ云ハズ以テ見ツベシ

今倉公ガ術ハ扁鵲ガ遺法ヲ學ブトイヘドモソノ
時倉公年纔ニ二十六以前ナリ故曰自意少時喜
醫藥醫藥方試之多不驗者ト然ルナハ倉公年少
豈古疾醫ノ道ニ達スルノ歳月アランヤ何カニ
況ヤソレノ方術ニ熟スルコトヲ得ンヤ於是更受師
公乘陽慶陽慶使倉公盡去其故方更悉以禁方予
之傳黃帝扁鵲之脈書五色診病知人死生決嫌疑
定可治及藥論甚精受之三年爲人治病決死生多
驗湯慶後又謂意曰盡去而方書非是也慶有古先

道遺傳黃帝扁鵲之脈書五色診病知人死生決嫌疑定可治及藥論甚精此諸說ニヨレバ全クコレ陰陽家ノ醫ニシテ疾醫ノ事ニアラズ故皇甫謐曰比按倉公傳其學皆出于素問論病精微トアレハ疾醫ノ道ニアラザルヿイヨ〱明ラカナリ況ヤ陽慶已ニ倉公ヲシテ盡クソノ故方ヲステシム故方ハ古方ナリ古疾醫ノ方ナリ已レガ禁方トハ陰陽家ノ方ナルヲ以テコレヲ禁秘シテ容易ニ人ニ示サズ故ニコレヲ禁方ト云越人カ汝

ト仲景ノ方トハ天地懸隔雲泥萬里ニシテ同年同月ノ談ニアラズコレ王叔和ガ脈法陶弘景ガ本草皇甫謐ガ五色陰陽經絡奇咳揆度外變巢元方ガ病源孫思邈ガ方書ノ如キコレナリ故ニ曰謁受其脈書上下經五色診病奇咳術揆度陰陽外變藥論石神接陰陽禁書受讀解驗之トアリ此說ニヨレバ全クコレ陰陽家ノ醫說ニシテ爲人以脈治診病決死生ヲ以テ先トスコハヲ以テソノ診籍案記ソノ傳中ニ存スル所十ニ八九ハコレ

己レガ伎ノ長ズルニ矜ルノ言ニシテ自ラソノ治驗ヲ得ルヿヲ須スコレ所謂便キ攬テ筆ヲ疏シ之ヲ俄然トシ戴テ面ヲ以此表ス奇ヲト云モノナランカ鳴呼古ヘヨリ醫者ノ醫案治驗ヲ以テ己レガ名ヲ價リ利ヲ釣ルヿ今ト異ナルヿナシ王公大人モ亦コレヲ以テ醫人ノ工拙ヲ取リ性命ヲ此人ニ委任ス長大息ノ至リニ堪ヘズ鳴呼倉公ノ師陽慶ガ言ニ眩惑セズクノ故方ヲ執ツテフノ業ヲ守ラバ彼フノ毒ヲ千年ノ下ニ流サヾランヿヲ吾今倉公

カ為メニコレヲ惜ム倉公本ト醫ヲ公孫光ニ學ブ公孫光善ク爲ニ古傳方ヲトアレバコレ光ハ好ンデヨク古方ヲ傳ヘ得タルモノナリ所謂受方化陰陽及ビ傳語法ヲト云モノハ必コレ古來疾醫相傳ノ方法ナラン陽慶ガ伎ト大ヒニ異ナルヿアリ彼後陽慶ニ事ヘテソノ禁方ヲ受ルニ及ンデ古方已ニ亾ブ又惜ムベキカナ又惜ムベキハ淳于生ヲ以テ脈ヲ宗トスルヿヲ故ニ東洞翁遂ニ倉公ガ言ニ取ッテ以テ倉公ヲ責ムソノ言ニ曰太倉公ハ

陰陽醫ナリ疾醫ニアラズ又曰二千餘年コノカタ一人モ疾醫ノ道ヲ行フモノナシ専ラ生死ヲ論ズレ氏實ニ生死ヲ知ラザル證據ニハ史記齊王問太倉公診病決死生能全無失手臣意對曰意治病人必先切其脈乃治之敗逆者不可治其順者乃治之心不精脈所期死生視可治時々失之臣意不能全也トアリ其能ク知ルト云フ太倉公ガ論ジテモ盡クアタラズ又生死ヲ知ラヌトイフ余ニテモ常々手馴タル事ユヱ十ニ七八ハ違フ事ナシ然

レハ知ルトイフ太倉公モ知ラヌトイフ余モ同
ジ事ナリ前ニモイフゴトク死生ハ造化ノ司リ
ニテ人間ノ論ジ知ルベキ道理ナシ專ラ生死ヲ
知ルトオフ太倉公モ實ハ知ラザル事前ニイフ
言葉ニテ明ラカナリコレ翁ノ醫事或問ニ著ス
所ナリ二千年來誰レカ倉公ガ言ヲ聞然スルモ
ノアランヤ然レドモソノ言如此相矛楯スルヿア
リ倉公ガ醫タルハタダソノ診脈ニヨッテ死生
ヲ決スルヲ以テ本トス然ルニ今如此死生ノ事

淺シ難キすハ又炙生ヲ眡炙生ヲ淺スルモ亦醫ノ本分ニハアラザルニ似タリ浪華ノ山震嘗テ書ヲ作リテ東洞翁ニ問難スラク能眡炙生則為良醫也不能眡炙生則不足為良醫也コレ山生ガ問難ハ全クコレ太倉公ガ術ニシテ又周禮ノ眡炙生ニ本ヒテコレヲ疑フ徒ニ山生ノミナラズ古今ノ醫者海東海西ミナコレヲ了解スルモノアルヿナシ故ニ二千年來一人モ扁鵲倉公ガ傳ヲ分辨熟思シテコレヲ讀ムモノアルヿナシ東

洞翁又山生問對曰夫醫之爲任也唯疾病之治而已而有巧有拙必係于術矣故術不可不以修焉治無弗中雖不能視炙生是之謂良醫能救疾患也假令能視炙生其治弗中則何足爲良醫何則相家亦能視炙生而不能醫疾謂之良醫可乎故余嘗以爲能視炙生於醫無有損益矣要之釣名與利已山生又曰炙生醫之所不拘則何故曰察聲氣色眡其炙生周官之所命何不可乎翁又對曰夫世醫論炙生大抵究陰陽五行之理其言妖妄徒動俗耳察

聲氣色ヲ眡ハ其灸生ヲ雖無補醫術非ズハ世醫論灸生ヲ之比則足以解其弊矣以上ノ說ハ二千年來ノ眼目ヲ開ク又以テ二千年來ノ惑ヲ解クニ足レリ太倉公神アラハ夫コレヲ何トカ云ンヤ必又陽慶カ傳ヲ棄テヽコレニ從ハンカ今ノ世ニ當ッテ醫ニ眼目アルニ似テ又眼目ヲ開クモノナシ何ゾツレ此極ニ至ルヤ學識有力ノモノ却テ眼目ヲ開クモノナシ此傳ヲ讀メドモ此傳ニ一ヽ如シテ醫唯如此モノト思ヘリ故ニフノ學識有力ノモノ

トイヘドモ一病人ノ治驗ヲ得ルニ至ツテハ俄然トシテ面戴シテコレヲ己レガ功トシ乃《チ》ワノ醫按ナルモノヲ書シテ以テソノ治驗ノ功ニ誇リ前醫ノ非ヲ擧テコレヲ顯ハスナンゾソレ鄙俚卑賤ノコヽニ至ルヤ實ニコレ太倉公ガ流ナリ越人ハ然ラズ虢モ亦小國トイヘドモ諸侯ノ邦ナリ何ゾソレ侍醫ノ職掌一人二人ノミナランヤ國中ノ醫ト共ニコレヲ治シテコレヲ治スルコトヲ得ズ故ニ越人ソノ誤治ヲ知ツテ國門闕下ニ

到ル而太子乃チ越人ガ治ヲ得テフノ蹷已ニ愈ヘタリ然レドモ越人遂ニ己レガ功ヲ言ハズ又前醫ノ誤治ヲ擧ゲズ譲退シテ曰越人非能生死人也ト以テ見ツベシ倉公ガ人ノ病ヲ治スルニ至ツテハ曰意ガ治ヲ得テ愈タリ或ハ其脈ヲ切シテソノ脈ノ驗ヲ云ヒ或ハソノ死ヲ期シテソノ期ノ如シト云ヒ或ハ其湯液ヲ施シテソノ應アリト云ヒ或ハ前醫衆醫ノ治ヲ擧タ一條モ己レガ長ニ誇リ人ノ短ヲ擧ゲザルモノナシ宋朝以來

ノ醫人ト毫釐モ違フヿナシ故ニ太倉公ヲ以テ後世醫人ノ第一祖トスコレガ為メノ故ナリ王叔和ヲソノ第二祖トスコレヨリ葛洪ニ至ツテハソノ人倉公叔和ト異リトイヘドモ亦豪傑ノ士ナリ皇甫謐陶弘景モ亦豪傑ノ士ナリ葛洪ガ下ニ出テズ孫思邈モ亦然リタゞソノ仙術佛教ニ眩惑シテ聖人ノ大道ヲ知ラズコレヲ以テ醫道ヲ説クガ故ニソノ流遂ニ清濁混淆シテ淄澠辨ゼズ涇渭分レズ今ノ醫流トナル嗚呼ソノ人ノ

醫道聽臣編　卷之四

道トスル所トソノ人ノ行フ所トソノ言ヲ以テソノ術ノ邪正ヲ分別スベキノミコレ余ガ過論ニハアラザルベシ嗚呼天下ノ王公大人縉紳君子我ガ門ノ術ヲ信ゼザルハモトヨリ然ランタヾ前ノ諸子ノ説ヲ捨テ我ガ門ノ術ヲ忌ミ憎ムヿナカランヿヲタヾ願クハソノ言ヲ取ツテ聖人ノ正ヲ以テコレヲ推セヨ必ズソノ是ナル所ヲ知ラン倉公ガ醫流ハコレソノ邪派ニシテ聖人制裁スル所ノ正流ニアラザルヿヲ知ラン最

モ今ノ世ニ當ツテ學識有カノ人却テ疾醫ハ正術ヲ知ラズソレ疾醫ハ聖人制裁ノ手ヲ經タル正術ナリ今夫聖人ノ道ヲ學ブモノ多シ凡百爾事コトヲ天下ノ政ニ施シ行ハシメコレヲ齊家脩身ノ事ニ施シ行ヒコレヲ子弟生徒ニ教ユル一々聖人ノ正ニ取ラザルハナシ然ルニ今ソノ醫治ヲ承クルニ至ツテ何ゾソレソノ教ニ違フテ彼葛洪皇甫謐陶弘景孫思邈等ガ邪術ニ取ルマ楊墨佛氏ノ道ヲ憎ムコトハ聖人ノ道ヲ害スレ

ハナリ彼邪道邪術神仙道士ノ意ヲ本トスル所ノ醫藥ヲ取ツテ墨々然トシテコレヲ君親ニ奉リコレヲ己レガ病ニ施シ或ハ妻子兄弟ノ疾患病苦ヲ救ハントスルモノハ何ノ心ツヤ王公大人縉紳君子學士碩儒コレヲ正スヿヲ知ラズシテ徒ニコレヲ服膺スルモノハ又良ムベキノ大ヒナルモノナラズヤコレ今ノ世ニ當ツテ聖人ノ道分崩離折ス我ガ醫ノ道モ亦隨ツテ分派支流タヾニ二三ノミナラズ唐宋以來最モ甚シ

トスコレ春秋ノ末戰國ノ際ヨリ和緩ガ如キモノコレヲ濫觴シテヨリ今ノ醫流トナレリフノ言傳記ノ間ニ見ユトイヘド天下ノ人コレヲ分判スルヿ能ハズ醫卜ノ書秦皇コレヲ燔燒セズトイヘド古疾醫ノ道ニ至ツテハ兩漢ノ際或ハ存或ハ否藝文志ニ載スル所ノ書一モ存スルモノナシ故ニ今ノ古疾醫ノ道ト云モノハタヾ聖賢ノ言一二據トスルニ足ルモノアツテノ徵ヲ仲景ノ遺書ニ取ラザレバ又何ン等ノ術タ

ルヿヲ知ルベカラズ醫道ノ湮滅何ゾツレ此極ニ至ルヤ豈獨古疾醫ノ道ノミナランヤ陰陽醫家ノ術トイヘ𪜈ソノ說ノ存スルモノタヾ大倉公ガ診籍案記ニ過ギズ然リトイヘ𪜈ソノ方法一モ存スルモノナシ素問九靈ノ如キソノ議論ヲ逞フシテソノ方術ヲ遺ス危ヒカナ古今醫道ノ絶ザルヿ縷ノ如シ董汾曰述臣意對問太詳恐非ス太史法ニ然モ又非諸先生所能意者漢史氏具藏其本ヲ而褚對錄スル之ヲ耳此說ニヨレバ太倉公ガ說トイ

ヘ𪜈亦悉ク據トスルニ足ラズ然レバ今世醫家ニノ説ト云モノハ實ニ東西兩晉以後陰陽醫家ノ説ニシテ兩漢以前疾醫ノ遺ニアラズ況ヤ倉公術數ノ學ヲ好ムモノナル寸ハソノ學ノ根基淵源スル所陰陽經脈絡結奇咳四時之應上下出入其邪逆順ニヨツテ案法ヲ立テ藥石ヲ論ズルヿ晉唐以來ノ醫ト毫モ異ナルヿナシ然レ𪜈ソノ術ト學トニ至ツテハ又王叔和ガ輩ト類對スベキモノニ非ズ葛洪ヨリ後コレニ加フルニ神仙道

士ノ術服餌導引ノ法ヲ以テコレニ雜ルすハ又倉公叔和ガ術ニモアラズ皇甫謐陶弘景巣元方孫思邈ガ如キハ唯二子ノ言ヲ紹述主張スルモノナリコレヨリ醫道大ヒニ變ジテ後世ノ醫方ヲ胚胎ス一人モ古疾醫ノ道ヲ知ルモノナシ毒藥ヲ以テ制シテ服餌ノ物トス諸方皆コレヲ宗トスコレ二千年來ノ醫者ノ解シ得ザル所ナリ由此觀之太倉公ガ傳ニ載スル所ノ診籍案記乃チ今ノ醫人ノ醫按ト云モノコレナリ後世遂ニ

倉公ガ聾ニ倣フ宋明ニ至ツテ診籍案記コヽニ於ヒテカ盛ニ行ル己レガ長ニ誇リ人ノ短ヲ擧クルコレヨリ甚シキハナシ今ノ名醫類按ノ如キコレナリ豈古醫ノ道ナランヤ一〻論及スベキニ遑アラズ兩漢醫事如此餘ハ漢晋二史ヲテソノ邪正ヲ辨別スベシ

醫道二千年眼目編　巻之四　二十六

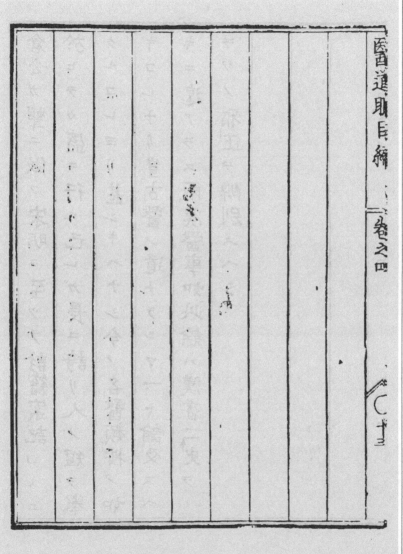

素問九靈

素問九靈二書古昔コレヲ内經ト云フ醫家ノ說トイヘド内經ノ名ハ本漢書藝文志ニ出ヅ十八巻ノ目アリ又外經三十九巻アリ扁鵲モ亦内經九巻外經十二巻アリ又白氏ト云モノモ亦内經三十八巻外經三十六巻アリコレヲ醫經ト云フすハコレ乃秦皇コレヲ燒カザルノ書ナリ外ニ旁篇ト云書二十五巻アリ合セテコレヲ醫經ノ七家二百一十六巻トス蓋是醫事ヲ議論スルヿ

ナヲ今ノ素問九靈ノゴトキカ故曰醫經者原人血脈經絡骨髓陰陽表裏以起百病之本死生之分而用度箴石湯火所施調百藥齊和之所宜至齊之得猶慈石取鐵以物相使拙者失理吕瘉為劇吕死為生班固ガ此說ソノ理アルニ似タレ圧亦後世醫家ノ見ニシテ又古疾醫ノ法ニアラズ彼經方十一家二百七十四巻ハ盖方書ニシテ十モコレヲ傳フルモノナシ仲景ダバソノ一二ヲ存スルノミ惜ムベキカナ然レ圧コレ大氏春秋ノ末戰

國ノ初陰陽經絡ニ本ツヒテ醫家ノ經トスルモノナラン經方モ亦恐クハソノ餘涎ナラン以上ノ醫書秦火ヲ逃レテ存ストイヘドモ兩漢ノ際悉亾ヒテ一モ傳フルモノナシタヾ公孫光公乘陽慶一二ノ遺編ヲ傳ヘテコレヲ太倉公ニ傳フ公孫光カ方先亾陽慶ガ方太倉公コレヲソノ弟子宋邑高期王禹馮信杜信唐安ノ數人ニ傳フトイヘドモ東漢ト倶ニ亾ビテ又コレヲ全ク傳フルヿヲ聞カズ託傳コレヲ載スルヿナシ嘗疑經方十

一家ノ內五藏六府痺十二病及疝十六病癉十二病風寒熱十六病五藏傷中十一病客疾五藏狂顛病金瘡瘲瘛及婦人嬰兒方ノ如キ肘后方病源候論等ノ方ト說トノ如クナルモノナラン故ニ班固曰經方ハ者本草石之寒溫量疾病之淺深假藥味之滋因氣感之宜辯五苦六辛致水火之齊以通閉解結ト云すハ全ク後世陰陽醫家ノ術ニシテ古疾醫タバ一毒ヲ祛ルノ術ニアラズ故ニ又曰失其宜者以熱益熱以寒增寒精氣內傷不見於外是所獨

失也夫水火之齊以通閉解結ト云モノ治術ノア
ル所トイヘドモ內傷不見於外ト云フモノハ越人
仲景ノ意ニアラズ越人嘗云ヘリ病應見於大表
ト仲景又云ヘリ熱結在裏復往來寒熱トコレ內
傷豈外ニ見レザランヤ由此觀之經方十一家ト
云モノモ亦古疾醫ノ方法ニアラザルニ似タリ
コレ所謂漢興有倉公今其技術晻昧トハ又然ラ
ン有病不治常得中醫トハコレガ為メナリ班固
ガ言故アリ三國ノ時華佗ガ術樓護ガ鍼アリト

醫道二千年眼目編　卷之四　十六

醫道聰目編　巻之四　十

イヘドモ疾醫ノ法方一モ存スルモノナシ然レバ
藝文志ノ載スル所ノ醫經經方モ亦亾ブルヿコ
レヲ知ルベシ傷寒雜病論序ニ勤求古訓博采衆
方ト云フモノハ蓋此經方ノ中ヨリ博クコレヲ
采ルカ撰用素問九巻等トハコレソノ脈證ノ語
カ然リトイヘドモ是又仲景ノ自序ナリヤ否モ亦
知ルベカラズソノ遺文ノ殘缺ヲ集メテ後人ノ
此序ヲ編裁スルモノナラン九巻トハ素問ノ巻
冊九巻ト云フニアラズ素問モ亦九巻ニシテ素

問九卷ト云ナハ二部ノ書ナリ故甲乙經ニ素問曰ト云ヒ又次ニ九卷及素問又曰ト云ヒ又九卷曰ト云フソノ素問曰ト云フ説ハ今ノ素問ニ出ヅ九卷曰ト云フモノハ今ノ靈樞ニ出ヅルノ説多シ然ルナハ傷寒論序ノ素問九卷ト云フモノハ二部ノ書ニシテ素問ト今ノ靈樞トノコトナリ實ハ内經十八卷ナリ皇甫謐等傷寒論序ノ言ニヨツテ靈樞ヲバ九卷ト云コレ藝文志ノ内經十八卷ノ目ニヨツテ九卷ヲハ撰次シテ素問

ト名ケ次ノ九卷ヲバイマダコレヲ名ケズシテタヾ卷數九冊アルニヨツテタヾコレヲ九卷ト云ヘルモノナラン素問モ亦九卷ニシテ八十一篇ニテ陰陽藏府經絡血脈ヲ論ズル篇ヲ集錄シ後ノ九卷ハ鍼灸經穴ノコトヲ專ラニコレヲ載セタル書ナリ皇甫謐以前王叔和ガ時コレヲバ鍼經ト名クルモノカ故ニ王叔和ガ脈經ニ靈樞ノ說ヲ取ツテコレヲ鍼經曰ト云フ然レドモ王叔和コレヲ鍼經ト名ケバ皇甫謐後ニ出デヽ何ゾツ

レ甲乙經ニコレヲ九卷ト云フヤ疑フベシ又皇
甫謐甲乙經自序曰藝文志黃帝內經十八卷今有
鍼經九卷素問九卷二九十八卷卽內經也亦有所
忘失其論遐遠稱述多而切事少有不編次トアレ
バ晉代內經十八卷ト云フ書存スルヿアリ皇甫
謐コレヲ撰擇編次シテ鍼灸ニ切ナル所ヲ取ツ
テ甲乙經ヲ輯述スタレバ其書遺編殘缺シテ或ハ
稱述スルヿ多シトイヘドモソノ內醫事ニ切ナル
ヿ少シ故ニ云フ編次セザルヿナクンバアルベカ

ラズト此說ニヨレバ八十一篇ノ數如何ト云コト
ヲ知ラザレドモ十八卷ノ存スルコト明ヲカナリ然
リトイヘドモ其書全本ニアラズ故皇甫謐曰文多
重複錯互非一ツノ全書ニアラザルヲ以テ別ニ
鍼灸ノ要ヲ撰集シテ以テ一書トナス然レドモコ
ノ舊ヲ存シテコレヲ棄テズ故曰刪其浮辭除其
重複論其精要又曰其本論其文有理不切於近事
不甚刪也コノ說ニヨレバ遺編殘缺不可勝言矣
又曰若必精要俟其閒暇當撰覆以爲教經云爾ト

アレバ鍼灸ノ要ヲ甲乙經ニ取リ又別ニ二書ノ精要ヲ撰集シテ醫家ノ教經トナスノ志アリ遂ニコレヲ果タス西晉太康三年壬寅六十八ニシテ歿ス楊上善嘗テ此二書ヲ述ベテ太素經ヲ著ス皇甫謐以後ノ人ナリ乃チ甲乙經ヽ、此人ノ說ヲ著ス蓋シ註文ノ誤入スルモノナラン楊上善モ亦隋人ナリ全元起ハ隋ノ太業中ノ人ナリ王氷云楊上善述內經爲太素全元起作之訓解ト古ニ太素經ナルモノアリ蓋シ依託ノ書ナリ上善ソノ書ノ遺編ヲ得テ内經ヲ以テコレヲ補フモノナラン然レバ素問ノ名ハ後漢以後ニコレヲ命シ鍼經ノ名ハコレヲ見ス新校正以爲皇甫士安名爲鍼經トアリ乃チ九卷ヲ云フ林億素問序曰隋楊上善纂而爲太素則有全元起者始爲之訓解コレ隋ノ時ノ内經コレナリ王氷素問序曰黄帝内經十八卷素問卽其經之九卷也兼靈樞九卷廼其數焉新校正曰七略藝文志黄帝内經十八卷今有鍼經九卷素問九卷共十八卷卽内經也又紊

問外篇九卷漢張仲景及西晉王叔和脈經只爲之
九卷皇甫士安爲鍼經亦專名九卷楊玄操云黃帝
內經二帙帙各九卷按隋書經籍志謂之九靈王冰
爲靈樞トアレバ素問トハ平素問答ノ意ニ取ッ
テコレヲ名ケ九靈トハ九卷ノ數ニヨリ又素問
離合眞邪曰九鍼九篇夫子乃因而九之九九八十
一篇トアルヲ藏之靈蘭之室ト云フ意ニ取レル
ナラン王冰遂ニ以テコレヲ靈樞經ト云フ馬蒔
コレヲ註シテ云フ靈樞者正以樞爲門戶闔闢所

繫而靈ハ乃チ至神至玄之稱ト王冰以來ニナ後世ノ解ナリ鍼經ノ名ハ素問九靈ノ二書ノ中ニ出ツ九靈ノ名ハ隋書ニ出ツ隋唐以前ハ内經十八卷ノ内ニシテ素問ハ平素問答ノ醫事ヲ載セ九卷ハ十二篇一帙トス外ノ九卷ハ鍼灸ノ要ヲ載ス故タヾコレヲ九卷ト云フノミ遂ニ以テ内經半帙ノ書ノ名トナルコレ西晉以後ノ事ナリ唐朝ニ至ッテ此三經（三經トハ鍼經素問明堂位三部同歸ヲ云）殘缺遺編及楊上善太素全元起訓解コレヲ醫家ニ傳フルノ

三寶應元年壬寅王氷次註成ル上至晉甘露中已六百餘年ヲ歴タリト云篇目墜缺錯簡碎文前後重疊トアリコヽニ於テ王氷云詳其旨趣削去繁雜以テ存其要トス然レバ今ノ素問ハ編次名目悉ク王氷ガ手ニ出テヽ一モ古素問ノ篇目次第コレヲ存スルモノナシ然レドモ古人ハ古ヲ存スルヿヲ失ハズ故王氷云凡所加字皆朱書其文使今古必分字不雜糅トアレハコレ己レガ意ヲ以テ古書ヲ亾サズ後世コレヲ梓行印彫スルニ至ッテ朱

墨混淆湮滅シテ一書トナル惜ムベキカナ新校
正ノ註ニ云今竊カニ疑フ之ヲ仍テ觀天元紀大論五運行大
論六微旨大論氣交變大論五常政大論六元正紀
大論至眞要大論七篇居今素問四巻篇巻浩大不
與素問前後ノ篇巻等カラ又且所載之事與素問餘篇略
不通竊ニ疑フ此七篇ハ乃チ陰陽大論ノ文王氏取テ以テ補所ノ亡
之巻ヲトアリコレ正說ナラン杙又按ズルニ今本
素問ニハ天元紀五運行六微旨氣交變五常政此
五篇第十九二十ツ巻ニアリ六元紀又二十ノ巻

ノ内ニアリ至眞要第二十二ノ巻ニアリ此說ト同ジカラズ蓋今素問四巻トハ并セテ四巻トナストナラン王氷一タビ以上ノ陰陽家ノ說ヲ醫家ニ混ジテヨリ宋朝以來ノ醫人コレヲ唱ルヿ尤甚シ儒家ニ漢儒ノ說アルガ如シ當時醫家方法ノ規則アルヿヲ知ラズ仲景ノ方法此時天下タヾ一本ヲ得テコレヲ御府ニ藏スノミナリ王燾ガ外臺祕要ヲ輯述スルニ及ンデタヾ藥方ヲ畜フルノミニシテ古疾醫ノ道益以晻昧於此天

下ノ醫人本草ノ邪說ニヨリ陰陽ノ理義ニ眩惑シテ各〻人〻己レガ臆ニ任セ己レガ意ニ取リテ以テ醫事醫說ヲ立テ醫方ヲ制ス嗚呼長大息ノ至リニ堪ヘズ噫天下後世ノ人民疾病ニ苦ムヿ大悲嘆滂涙泣血セザルヿヲ得ンヤ嗚呼天地ノ間陰陽ナカランヤ萬物ミナ陰陽アリ嗚呼天地ノ間五行ナカランヤ庶事ミナ五行ニヨラザルハナシコレ聖人天地ニ法リテ教ユル所ノ道此陰陽ニ外ナラズ此陰陽五行ヲ取リテ天地ノ

間淩シテコレナキ所ノ神仙不老長生久視ノ術ヲ混雜スコレ晉唐以後ノ醫人ノ弊風ニシテ諸人歷世ノ眩惑スル所ナリ上ハ淳于意コレヲ吁シ中ハ王叔和葛洪皇甫謐陶弘景楊上善全元起巢元方孫思邈コレヲ混同シ下ハ王氷コレヲ喝ス天下恊合一和シテ今ノ醫流トナル素靈ノ理義本草ノ邪說古今人民ヲ害スルヿ尠ナカラズ況ヤ王氷ハ陰陽ノ理義ニ眩惑シテ醫事ヲ說キ七篇ノ旨ヲ取ッテ以テ至道之宗奉生之始トス

ツノ人ノ力量學問コレヲ以テコレヲ察スルニ古疾醫ノ道ヲシラズ嗚呼醫門ニフノ人無キヿ尚ホシ今ノ問答ノ理モ亦附會妄添コレヲ岐黄ニ依託スルモノコレヲ知ルベシ余嘗テ以爲ラク此書蓋シ秦漢以前或ハ疾醫家ノ法言或ハ陰陽醫家和緩等ガ遺言散在殘缺ノ書ヲ傳フルモノアラン或ハ黄帝岐伯ニ依託スルノ書内經アリ或ハ扁鵲白氏ガ内經外經アリ或ハツノ旁篇或ハ陰陽家五行家或ハ道家黄帝依託迂誕ノ書或ハ黄

帝ノ泰素ト云書ヲ僞撰シテ遂ニ陰陽五行以為ニ
黃帝之道也ノ說天下最モ多シ然リトイヘドモ
ノ數書已ニ殘缺少ナカラズ於是泰素等ノ書ヲ
集撰シテ黃帝岐伯鬼臾區少師ニ依託シテ問答
ヲ設ケ平素問答ノ義ヲ取ツテ以テ素問ト名ケ
リ今竊カニ問答ノ說ヲ除キ去リタバ經絡血脈
府藏等ノ說ヲ取ツテ以テコレヲ視ニ古疾醫ノ
法言ヽ、存スルモノアリ或ハ又陰陽醫家淳于
意王叔和ガ說ニ符合スルモノ多シ兩漢ノ際醫

書ノ存スルモノナシソノ存スルモノハ後人集
撰依託ノミニシテ全書アルコ少シ程伊川嘗テ謂
素靈ハ出于韓諸公子之手或ハ謂先秦儒者所作ル此二
說馬蒔ガ內經註證ニ出ツ皆謬レリ程氏ノ說ハ
本漢書藝文志陰陽家黃帝泰素二十篇トアル註
ニ六國時韓諸公子所作ルトアル說ヲ謬リ讀ンテ
コレヲ取レリ此泰素二十篇ハ別ニコレ一書ナ
リ素問九靈ト同ジカラズ隋ノ楊上善嘗テ古ノ
泰素ニ擬シテ內經十八卷ノ遺編殘簡ヲ集錄撰

述シテ太素經ト云モノヲ作ル全元起ガ作ル所ノ訓解コレナリ程伊川誤テコレヲ韓諸公子所作ルト云先秦儒者所作ト云フモ亦明據アルヿナシ馬蒔ガ所謂是皆泥テ于爵號文字而未繹全書故臆說有若此者トアルコレナリ余按ルニ問答ノ說ヲ去ルすハ古文存スルヿアリ爵號等ハミナ問答ノ語ニ出ツルヿ多シ近年香川太冲云自戰國秦漢素問靈樞之作皆莫非邪說也又云由素靈遺編古名之存スル而戰國秦漢之間僞襲成書及于戰

國秦漢方始テ出頭則皆不可知矣但辨文體考于其
時世則程伊川之説實可信據矣コレ又前ニ云フ
ガ如ク伊川モト漢書ヲ謬説シテ此言アリ。太冲
又ソノ事實ヲ考ヘズシテ此言アリ山縣孝孺曰
六朝以降之書ト以上ノ諸説ハ何ヲ以テ此言ア
ルヿヲ言ハズ嗚呼古書ノ取ルベク取ルベカラ
ザルハ唯ソノ事實ヲ以テコレヲ證スベシ二千
年來醫人正シクソノ眼目ヲ開クモノナシコレ
ヲ古昔ノ事實ニ徵セズタヾ虚誕妖妄ノ説ニ走

レバナリ苟モ虚誕妖妄ノ説ニ迯ラザレバ遂ニ己レガ臆ニ取ッテコレヲ断ゼザルハナシ獨リ我ガ東洞翁曰素靈二書古人以為先秦之僞作然其中間有古語可法學者擇焉コレ最モコレヲ擇ブ難シ王叔和始メテ素靈ノ脈法脈語ヲ撰ジ皇甫謐鍼灸ノ要ヲ集メテヨリ今ニ至ルマデ二千年來コレヲ撰擇スルモノナシタヾ一枚ニコレヲ弁呑シテ醫ノ正經正説トセザルハナシ一々コレヲ論ズルニ遑アキアランヤタヾ此二書ヲ

以テ天神至聖始《テ》能作ルノ書トスルヿハコレ百人ノ舌ヲ動シテコレヲ説クトイヘ𪜈ソノ人コレソノ窠窟ヲ解脱スルノ日アランヤ養菴先生嘗《テ》遺教ヲ著シテ素靈八十一難正語ヲ取ルト稱スレ𪜈ソノ正語又何ノ正語タルヿヲ知ラズ杳川太冲ハ一切コノ書ヲ指シテ邪説トスレ𪜈亦然ラザル所ノモノアリコレ又一長一短ノ説ナルノミ東洞翁ノコレヲ擇フヤソノ道アリヨク越人ノ法ヲ守リ又ヨク仲景ノ方ヲ取リ幾十年

ノ久シキ幾百人ノ疾病ヲ治シテ而後ソノ治ノ
徵其方ノ驗ヲ二氏ノ方法ニ徵シテ一モ違フヿ
ナキ寸ハ素靈ノ二書ヲ熟讀シテソノ古言古語
ノ徵アルモノヲ撰ビ取ルベシコレ最モ難シト
スル所ナリ我ガ門ニ於ヒテハ又易々タルノミ
タバヨク彼二書ノ古言古語ヲ取ツテ以テコレ
ヲ今ノ事實ニカケテコレヲ見ル寸ハ徵トスベ
キノ言語モ亦少ナカラズ素問擧痛ニ曰善言古者
必有合于今是ソレコレヲ言フカ東洞翁ノ書

ノ内ニ撰ヒ取ル所ノ語コレヲ見ツベシ又別ニ
取ル所ノ語多シ孔子曰以言不舉人以人不廢言
ト況ヤ古書ノ言ニ於ヒテヲヤ二書ハ古書ノ殘
簡遺編ヲ集撰スル所ナルトキハ我ワレ越人仲景
ノ規矩準繩ヲ手ニ得ルトキハ彼ノ二書ノ方圓曲直
ヲ取ルヿ又難カラズコレ我ガ東洞翁二千年來
ノ眼目ヲ以テコレヲ觀テコレヲ取レリ又大ヒ
ナラズヤ余近比此二書ヲ熟讀スルニ此二書
問答ノ語ヲ除ヒテ苟モフノ事ヲ述ベ說ク所ノ

語ニ至ツテハ必ス皆韻語アリソノ韻コレヲ諸書及ヒ易老子等ノ韻ニ比スレバ又古ニアラズコレヲ素書孫子呉子或ハ呂子淮南子ノ韻ニ比スレバ又今ニアラズ又傷寒論ニ附會スル所ノ王叔和ガ韻語ニ比スレバ又古ニ近シコレヲ要スルニ春秋戰國以後西漢以前ノ韻ニ似タリコレ蓋古今和華此二書ヲ讀ムモノヽ淺シテ言ヒ及サル所ナリ又見ザル所ナリ後小補韻會ヲ閲スルニ陌韻脈ノ字ノ下又質韻叶莫筆ノ切トアリ素問

治之要極無失色脈用之不惑治之大則ト云フ語ヲ引ケリコレ乃チ韻語ナリ字彙ニハ呉才老ガ叶韻ヲ引ク然レバ才老多ク古書ヲ讀ンデ古叶韻ヲ作ル此二書ニ於ケルモ亦古ノ韻語アルヲ以テ此書ヲ以テソノ徵トスルモノナリ此語今ノ素問移精變氣ニ出ツ今按ズルニ色脈ハ蓋脈色ノ誤ナラン凡內經色脈并言スルモノヲ見ス況又極色則國惑六字三十職韻ナルすハ色脈ハコレ脈色ノ顛倒ナルヿ明ラカナリ宋呉才老色脈

ヲ誤リ認メテ脈莫筆切叶質韻ト云フモノハ強ヒテコレガ說ヲ作ルモノナラン強解臆斷ハ宋儒ノ通病才老ガ叶韻モ亦恐クハ然ラン若脈色トナストキハ職韻一韻ニシテ可ナリ洪武正韻陌錫職三韻ヲ通韻トナス韻會叶莫筆切ト云モノハ乃古叶ト云モノナリ乃呉才老ガ古叶ナリ字彙モ亦此說ヲ取ル正字通字典二書才老ガ叶韻ヲ取ラズ然レバ移精變氣ノ韻語ニ因ッテ脈色ノ顚倒ヲ取ッテ以テ古叶トスルモノハ前ニ云

フ所ノ如ク才老ガ強説タルヿコレヲ知ルベシ由此觀之此二書ハ盖先秦西漢ノ書ノ殘簡遺編ナルヿ古來此徵ヲ此書ノ韻語ニ取ルヿヲ知ラズシテ先キノ諸説アルモノハ謬ナリコレ二千年來ノ一説ナリ學者ソレコレヲ擇ベ

一今世ニ傳フル素問ハ唐ノ寶應中王氷ガ本ニシテ自ラ註釋スル所ナリソノ巻冊ヲ編次改正スルヲ以テコレヲ次註ト云フ九靈ハイマダソノ手ヲ歴ズタバソノ名ヲ命ジテ靈樞ト云フノミ

素問ニ至ツテ氷恣ニコレヲ編次綜錯セリ氷故曰世本紕繆篇目重疊前後不倫文義懸隔施行不易披會亦難歳月既淹襲以成弊或一篇重出而別立二名或兩論併呑而都為一目或問答未已別樹篇題或脱簡不書而云世闕重合經而冠鍼服併方宜而為欬篇隔虚實而為逆從合經絡而為論要節皮部為經絡退至道以先鍼諸如此流不可勝數又曰其中簡脱文斷義不相接者搜求經論所有遷移以補其處篇目墜缺指事不明者量其意趣加字以

醫道眼目編　巻之四　三十

昭其義篇論吞并義不相涉闕漏名目者區分事類別目以冠篇首君臣請問禮儀乖失者考校尊卑增益以光其意錯簡碎文前後重疊者詳其指趣削去繁雜以存其要辭理秘密難粗論述者別撰玄珠以陳其道凡所加字皆朱書其文使今古必分字不雜糅氷ガ此言ニヨレバ今ノ素問ハミナソノ編次次第ナルヿ明ラカナリ古ノ素問ノ題目次第ニアラズ馬蒔呉崐張介賓又コレヲ註解編次シテ古ノ素問髣髴モ亦見ルベカラズ今全元起ガ本

篇目ヲ記スルヿ左ノ如シ

第一卷

平人氣象一　決死生二今三部九候論　藏氣法時三

宣明五氣四今血氣形志論併テ在ニ于此篇内王氷分出シ為ニ別篇　經合五今離

合眞邪論全元起本重出シ為ニ眞邪　調經六

第二卷

移精變氣七　玉版八　診要經絡九　八正神明

十　皮部十一　氣穴十二　氣府十三　骨空十

四此篇自ニ灸寒熱已下本ト在ニ于刺齊之内王氷分出シ次ニ于此篇　繆刺十五

第五卷

五藏別論三十　湯液醪醴三十一　熱論三十二

評熱論三十三　腹中論三十四　厥論三十五

病能論三十六　奇病論三十七

第六卷

脈要精微三十八　玉機真藏三十九　刺禁四十乃今寶命全形論　刺瘧篇四十一　刺要痛四十二　刺齊四十三今刺禁本篇合寶命全形爲一篇王氷分出爲二篇　刺志四十四

第七卷缺

第八卷

痺論四十五　水熱穴論四十六　從容別黑白四十七（今示從容論）　方論得失明著四十八（今徵四失論）　陰陽類論四十九　方盛衰五十　方論解五十一

第九卷

上古天真五十二　四氣調神五十三　陰陽應象五十四（王冰嘗以陰陽大論補第七卷之缺以充九卷八十一篇之數七篇皆以大論名其篇其稱浩大也此篇亦古素問中大篇以其篇之似而以大字名之）　五藏生成五十五

異法方宜五十六　氣厥論五十七　王冰嘗與厥論合爲一篇
欬論五十八　大奇論五十九　脈解篇六十　風
論六十一　四時刺逆本ト在第一卷ニ合セテ六十二
篇ヲ存ス新校正曰四時刺逆從ノ半在經脈至篇末
其ノ經脈至篇云フ者不知何篇疑經脈別論之誤今
本又有著至教云フ者按新校正在四時病類論末今
無所考全元起本別ニ有此篇乎ソレ如此王冰自在
ニコレヲ編次シ又恣ニコレガ篇目ヲ更メ今人
コレヲ知ラズ宋明以後今ノ素問ヲ以テ古來相

傳ノ書トスルモノハ又咲フベシ今詳ラカニコレヲ表出シテ二千年來眩惑ノ説ヲ解クノミソノ擇ンデ以ヲ取ルベキノ醫言ハ別ニソノ記録アリ

明治辛卯三月十有七夜再閲過了
牟水迂夫　岡直義夫

醫道二千年眼目編卷之四終

醫道二千年眼目編卷之五

肥後藩疾醫　邨井杶　著

本草

一古今方ノ名ハ宋明ノ際マヽソノ説アリトイヘドモタヾソノ方ノ古今ノミニシテ法術ノ古今ニアラズ元祿享保ノ際ニ當ツテ艮山後藤先生始メテ古方ヲ唱フノ稱アリツノ説醫家ノイマダ聞カザルノ言アリ海内ノ人ノ耳目ヲ新ニス繼ヒデ起ルモノソノ門人香川山脇ノ二氏アリ

ミナ艮山ノ故轍ヲ踏ンデ一二ノ同異アリトイヘドモ亦五十歩百歩ノ間アルノミ我ガ東洞翁ニ至ッテ純一ニ仲景ノ方法ニ依循シテ自ラ古疾醫ノ道ト稱ス越人ノ言ニ取リ仲景ノ術ニ據リ古今ヲ斟酌シテ二千年來ノ眼目ヲ開ク中華トイヘドモイマダコレヲ聞カサルノ説ナリコレ乃余ガ主張シテ一ニ東洞ニ依循シコレヲ擴充スル所ノモノコレナリ

一夫古今方ノ分別ヲ知ルヿ最モ難シトス今ソ

ノ世ニ當ッテ華和古今天下梓行スル所ノ書ヲ讀テコレヲ試ルニ前人ノコレヲ分別スルモノアルヿナシタヾ纔ニ仲景一二ノ方ヲ晉唐ノ方ニ雜ヘ執レバコレヲ古方家ト稱シ或ハ發汗吐下ツノ一ヲ執レバ又自ラ古方家ト稱ス宋元ノ方ヲ執リ素靈本草ノ醫事ヲ主張スレバコレヲ後世家ト稱シ又コレヲ今方家ト呼ブコレツノ本ヲ知ラザルモノヽ言ニシテ一定ノ論アルヿナシ今一々甄別ヲ示スヿ如左

一古方今方ノ辨別ヲ知ラント欲セバ先ヅ本經ト云フ本草ヲ讀ムベシ今本草ノ全本傳ハラズタダ證類本草ノ内ニ存在ス先ヅ此書ヲ熟讀スベシコレヲ讀ムニ術アリ醫人ノ識ヲ以テコレヲ讀ムベカラズ聖人ノ道ニ因ツテコレヲ讀ムベシソノ義如何トナレバ道家仙術ノ言ヲ辨別スルヿヲ得ズンバ本草ノ書ヲ讀ムヿヲ得ザルベシ夫レ中華ハ漢晋以前ヨリ道術ノ説起ツテ遂ニ聖人ノ大道ヲ亂ル縉紳君子トイヘドモコレヲ辨

醫道耳目編　卷之五　二

別スルコト能ハズ聖人ノ大道ヲ害スルコレヨリ甚シキハナシ生民ノ性命ヲ殘賊スレバナリナヲ撮扰ノ中國ヲ蚕蝕スルガゴトシ不知不識堯舜ノ邦遂ニ戎狄ヲ民トナル我ガ醫道モ亦從ッテ亡ブ神農本草ノ書ソノ竄入ヲ辨別セザレバナリ醫術遂ニ道術ノ為メニ害セラル蓋シ古ノ本草ノ書ハ一二ノ藥功ノミヲ錄スルノ書ニシテ今ノ本草ノ如キニハ非ザルベシ秦漢ノ際黄老依托道家ノ書コレニ竄入シ道士ノ言コレ

ニ附會スルヿ歴然トシテコレヲ分別スベシ加《シカ》
之《ノミ》ナラズ漢ノ時ニ至ツテ陰陽五行ノ説又ツノ
術ニ混雜ス醫人最モコレニ眩惑セザルモノハ
鮮シ於是素問九靈本草三書ノ殘鈌ヲ取ツテ私
臆ヲ以テコレヲ補綴シコレヲ主張シコレヲ炎
黄氏ニ依托シテ又天下ノ人ヲ眩惑スツノ間大
儒大學問ノ人アリトイヘドモ我ガ醫家ノ書ヲ熟
讀スルニ暇アキアランヤ況ヤ天下道家仙術ノ
說盛ニ行レテヨリ聖人ノ道益陵夷衰弊スルニ

至テハ醫道モ亦從ツテ衰廢スコレガ爲メニ湮滅セラレテ今ノ醫流トナレリ此皆本草ノ一書ニ眩惑スルヨレリソノ濫觴タリ素問九靈難經ノ書存スルトイヘドモ亦タダ其理義ノミヲ説ヒテ以テソノ術ヲ物ニ施スニ所ナシ然レバ天下古今ノ醫道ナル者モ亦此本草ノ一書ニヨラザルヿヲ得ンヤ苟モコレニヨル時ハ朱紫相奪ヒ淄澠相混ズ晉宋梁唐ノ際葛洪陶弘景孫思邈ガ輩ノ人豪傑ノ士ト稱ストイヘドコトゴトク道家ノ邪

説ヲ主張シテ聖人中正ノ大道ヲ知ラズ剰サヘ
三子醫術ヲ喜ンデ大ヒニ古疾醫ノ道ヲ亂ルコ
レニ加フルニ思邈誤ツテ佛氏ノ教ニ惑フテ其
説ヲ雜ヘ取ル遂ニ大道ヲ失フニ至ル孰レカコ
レヲ辨別スルコトヲ得ンヤ况ヤ宋元以下ノ醫人
ニ於ヒテヲヤ劉張李朱ガ徒ニ至ツテ形ヲ逐ヒ
影ヲ捕フ何ゾ又唇ヲ動シ舌ヲ弄シテコレヲ論
ズルニ遑アランヤ本草ノ古書遂ニ二千年
來醫人ノ一大迷路トナル今ソノ徵ヲ舉ゲテ一

一コレヲ辨ズルヿ左ノ如シ

一大毒常毒小毒無毒ノ四品ヲ立ツルノ言始メテ素問五常政ノ篇ニ出タリ王氷嘗テコレヲ註シテ大毒ヲバ本草下品藥毒毒之大也トス常毒ヲバ中品藥毒次於下也トス小毒ヲバ上品藥毒毒之小也トス無毒ヲ上品中品下品無毒藥悉謂之平トスト云ヘリ氷ガ言ノ如キ最モ本草ノ書ニ眩惑スルノ説ナリ杶按ズルニ本草上中下ノ藥品ヲ立ツル豈ニ古本草ノ意ナランヤ神農氏

醫道眼目編　卷之五　五

ノ時三百六十五種ノ藥ヲ立ツルト云フモノモ亦傳聞ノ說ニ出テ、明說アルコナシ又三百六十五日ノ日數ニ應シ上藥ヲ百二十種中藥モ亦百二十種下藥ニ至ツテ百二十五種ト限リテ主治ヲ分テリ故ニコレ此百二十五種ノミ多毒ノ品トナシテ而メコレヲ下品ニ屬シ下經ニ載ス今ツラ〱神農本草ノ意ヲ尋ヌルニ此書本ト此藥ノ為メニコレヲ純ラニセズシテ第一ヲ食養トシ第二ヲ治病ノ毒藥トスルニ似タリコレソノ神農氏タル所以ナリ然レバ神農氏金玉土石草木蟲魚鳥獸ノ藥トナスモノヲ撰ヒソノ餘ハ五穀ト同ク養命ノ物トスルモノナランコレ乃チ五畜五菜五菓コレナリソノ餘ヲバ五藥ニ屬シテ治病ノ物トスルカ然レバ五穀モ亦藥味ノ中ニ取リテ五藥ノ毒ヲ助ケシムルモノナリ素問藏氣法時日毒藥攻邪五穀爲養五菓爲助五畜爲益五菜爲充トハ此謂ニハアラズ五穀ノ一ヲ取ッテコレヲ方内ニ處スルハ五藥ノ毒ヲ助クルニ

アリ淮南子曰神農嘗百草之滋味一日七十毒世本曰神農嘗百草以和藥濟人帝王世紀曰黃帝使岐伯嘗味草木定本草經造醫方以療衆疾上ノ二書ハ皆百草ト云ヒ世紀ハ草木ト云フ藥豈タヾ草木ノミナランヤ周禮疾醫ニ五藥アリ鄭玄註五藥草木蟲石穀也疏ニ張仲景金匱云ヲ引ク神農能嘗百藥コレ百草ニハアラズ百藥ト云フすハ廣藥ヲ總ブ三書ハタヾ傳聞ノ說ヲ記ス況ヤ世本世紀ノ二書ハ妄誕ノ言多クシテ信用スベ

キノ書ニ非ズ世本ノ説ハ宋寇宗奭ガ新添本草衍義ノ序ニ引ク所ニシテ何人ノ作ナルヿヲ知ラズ世紀ハ皇甫謐ガ著ス所ナレバ杜撰妄誕ソノ人ヲ以テコレヲ知ルベシ廢ツベカラザルノ言少シモトヨリ信用スベキ書ニアラズ宋明ノ人コレヲ信用スルモノ多シ何ゾソレ事實ヲ徵セザルノコヽニ至ルヤ本草ノ名ハ始メテ前漢書平帝紀及樓護傳ニ出ヅコレヨリ以上ノ書ニ本草ノ名アルヿヲ聞カズ盖此紀傳ニヨッテ後

人皇甫謐ガ如キ醫家傳聞ノ説ヲ取リ神農黄帝ニ依托傳會シテ一書トナシ本草經ヲ僞撰スルモノナランカ古來本草ノ名アツテ遺鈌ノ書アランモ亦知ルベカラズ然レバ此書ハ前漢後漢ノ際僞作セル書ナルヿ又疑ヲ容ル所ナシ晋隋ノ醫者ノ言アリトイヘドモコレモトヨリ信ズルニ足ラズ然リトイヘドモ古今醫者コレヲ知ラズソノ眞僞ヲ辨ズルモノアルヿナシ今一々醫人ノ言ヲ擧ゲテコレヲ左ニ記スルヿ如此

隱居先生在乎茅山巖嶺之上以吐納餘暇頗遊意方伎覽本草藥性以爲盡聖人之心故撰而論之舊說皆稱神農本經余以爲信コレ陶弘景本草別錄ノ自序ノ文ナリ自隱居先生ト稱ス茅山ハ乃句曲山ナリ弘景譜陶九成輟耕録ニ陶譜ニ出ヅ云君年十歲得葛洪神仙傳即有志養生語人仰靑天睹白日不覺爲遠コレヨリ神仙道士ノ事ヲ好ンデ其術ヲ修スルヿヲ喜メリ枕按ズルニ十ノ字ノ上蓋二ノ字ヲ脫ス又云君年三十七家貧求宰縣不遂脫朝服

挂ケテ神武門ニ去テ止ル勾曲山ニ體卽チ輕捷コレ弘景夙ニ神
仙道士ノ術ヲ好ムトイヘドモ名利ノ心脱スルヿ
ヲ得ズ故ニ縣宰ヲ求メテ遂ズシテ掛冠ヲ于神武
門ニ世ニコレヲ稱シテ博學ノ士ト云ヒ梁主政
ヲ諮ヘバ山中宰相ト謂フ然レドモ弘景ハ聖人ノ
道ヲ知ルモノニ非ズ豈我ガ古疾醫ノ術ヲ知ラ
ンヤ故ニ云以テ吐納ノ餘暇ヲ頗ル遊ス意ヲ方技ニトコヽヲ以
テ彼遂ニ保養服餌ヲ專ラニ撰ヒソノ餘力ヲ以
テ本草ノ書ヲ覽レバ延年不老ノ説ヒソカニ已

レガ意ニ稱フニ依テ傍ラニ醫術ヲ尚フトイヘドコレヲ以テ我ガ聖人ノ心ヲ盡ストスフモノハ何ゾヤ此識見ト學道トノ正シカラザルヲ以テ舊説ノ言ニヨツテ世ニアル所ノ神農本草經ト云ヘル書ヲ信ジテ以テ神農氏ノ書ト思ヘリ遂ニ云ラク此書應與素問同類但後人多更修飾之爾トアレバ後人ノ修飾アルヿヲ知レドコレヲ辨別スルヿヲ得ズ遂ニ別錄ヲ著シ又三百六十五種ヲ增添シ一ニツノ故轍ヲ蹈ンデコレヲ

改メ正スノカナシ亦惜ムベキカナコヽニソノ
徵ヲ擧ルヿ又如シ左ノ
本草經卷ノ上上藥一百二十種爲君トス主ル養命ヲ以應天
無毒多服久服不傷人ヲ欲輕身益氣不老延年者ハ本ク
上經ニコレ本トス本草ノ經文トイヘドモ蓋秦漢ノ間ニ
妄添スルモノナラン天地ノ間コレナキノ理ニ
シテ又聖人ノ道ニ於テ敎コレナキノ術ナリ若シ
コレアルモ聖人ノコレヲ取ツテ敎ヘトセザル
ノ道ナリ堯舜以來聖人ノ中正ツ道ヲ以テコヽ

ヲ推シ知ルベシ豈ニ余ガ言ヲ俟タンヤ況ヤ今玉石草木三品ヲ分チ又有名未用三品ヲ分チテ上中下ノ三巻トナスモノコレ又弘景ガ手ニ成ルナラン必セリ弘景又コレヲ三百六十五種ヲ増添シテ七巻トナシコレヲ別録ト云孔志約唐本草註云梁七録有神農本草三巻陶據此以別録加之為七巻本経コレヨリ廢ス朱墨雑書ストイヘドモ後世混淆ス弘景曰右三巻其中下二巻藥合七百三十種各別有目録並朱墨雑書并セテ子カ註ヲ今大書ニシルシテ分テ爲

七卷ト然リトイヘトモ唐宋ノ際ニ至ツテ最又混淆ス故ニ宋太宗開寶本草御制序曰舊經三卷世所流傳名醫別錄互爲編纂梁貞白先生陶弘景乃以別錄參其本經朱墨雜書時謂明白而又考彼功用爲之註釋列爲七卷南國行焉此時又朱字墨字無本得同舊註新註其文互闕トアレバ此時本經ト陶說ト混雜スルコト明ラカナリ弘景又云以神農本經三品合三百六十五爲主又進名醫別品亦三百六十五合七百三十種精麤皆取無復遺落分

別科シ條ヲ區畛シ物類ヲ兼註詺ス時用土地ノ所出及仙經道術ヲ所須スル并セテ此序録ヲ合テ為七巻ト此時弘景仙經道術ソ用ユル所ノ藥功主治ヲ取テコレニ註詺ス養命ノ說本經已ニコレヲ註シ又無毒ノ藥ハ多服久服不傷人ノ說アリコレ蓋本經ノ意ナラン彼輕身益氣不老延年ノ說ニ至ッテハ全クコレ弘景己レガ信用スル所ノ仙經道術ノ書ヲ主張シテコレヲ註詺スルモノナルヿ了々タリ當時本經ノ文別錄ト混淆スルヿアリ唐愼微ガコレヲ證

類スルニ至ッテハ旁摭フテ經史ヲ至ル仙經道書ニト云フ
寸ハ尤モ亦異術家ノ言ヲ混ス掌禹錫云蓋傳寫
浸久シ朱墨錯亂之所致耳遂ニ令メ後世覽ル之者ヲ据摭此
類ヲ以謂ラク非ス神農之書ニ乃後人附記スル之文カ者ヲ率《オホムネ》以此故
也トアルヲ以テ本經ト別錄ト後人辨別スルヿ
能ハズコレニ加フルニ宋ノ太宗開寶六年七年本
草ヲ新定重定スル時掌禹錫等カ序ニ云國朝開寶中
乃七年也兩タヒ詔ス醫工劉翰道士馬志等ニ相與ニ撰集ス此說ニ
ヨル寸ハ本草ノ書本トコレ古來醫家相傳シテ惟

三巻ナルノミ一タビ弘景ガ仙經道術ヲ以テ錯亂混雜スルニ厄セラレ二タビ愼微ガ證類スルニ厄セラレ三タビ道士馬志ガ為メニ厄セラレテ聖人立テ玉フ所ノ古疾醫家ノ藥能主治遂ニ湮滅スルニ垂ンくトス三子ノ者ハ皆仙家道士ノ術ヲ喜ブモノナリ聖人ノ道ヲ毫モ知ラザルヲ以テ彼道ヲ喜ブ苟モ聖人ノ道ノ一端ヲモコレヲ知ラバ彼レ安ンゾ彼道ヲ喜ンヤコレソノ徵ナリ余今臆斷ヲ以テコレヲ言フニアラズ聖

醫道眼目編　卷之五　十二

人ノ道ヲ以テコレヲ折衷スルノミ今暫ク大觀本草ニ據テ其徵ヲ擧ク試ニ看ヨ玉石部第一丹砂本經味ヒ甘微主身體五藏百病養精神安魂魄益氣明目殺精魅邪惡鬼久服通神明不老能化爲汞別録云無毒通血脈止煩滿消渴益精神悅澤シ人面ヲ輕ス身神仙ス今此二書ノ説ニヨルニ病ヲ治スルノ功タダ五藏百病ト云ノミニテ別録ハ煩滿消渇ヲ止ムルノ外他ノ功アルコトナシ而レ上藥主養命ヲ久服多服不傷人ト云フモノ何等ノ言タルヤ今衆

砂ヲ以テ玉石ノ第一上品ニシテコレヲ服シテ人ヲ傷ラザルノ物ナシテコレヲ久服多服スル物トスルカ此物又身體五藏百病ヲ治スルヿヲ主ラバタヾ此一物ヲ服シテ身體五藏ノ百病ヲ治メバ他ノ凡百ノ藥物コレヲ服スルヿナクシテ可ナラン如何ニ況ヤ久服通神明不老又輕身神仙トナラバ人ツレ五穀ヲ絶チ菜菓肉食セズシテタヾ此一丹砂ノミヲ服セザルヤ何ヅソレ耕稼漁獵凡百ノ事ヲ作シテコレニ勞スルヿ

醫道眼目編

ヲ為ンヤ況ヤ又殺精魅辟惡鬼ノ神功アヲバ又何ゾ他ノ鬼神ニ禱禳スルノ事ヲ用ヒンヤ嗚呼ソノ餘ノ主治主功益精神悦澤人面養精神安魂魄益氣明目凡ソ人ノ患フル所此一味ヲ以テコレヲ解キコレヲ養フ凡ソ人ノ欲スル所此一物ヲ以テコレヲ恣マヽニセバ何ニ物カ此物ノ功ニ過ギンヤ雖然戰國ノ末秦漢ノ際ニ至ツテ神仙飛騰延年不老ノ術ヲ唱フル所ノ道士ノ輩此物ヲ久服多服シテ或ハ神仙ト化シ或ハ延年

不老ノ人一人アルヿ諸子百家ノ書コレヲ見ル
ヿナシ又ソノ事實ヲ載スルヿナシ葛洪ガ神仙
傳ノ如キ迂誕妖妄ノ説豈ニ聖人ノ道ニアル所
ナランヤ洪ガ如キ本草丹砂ノ説ニ惑フテ勾漏
ノ井ニ丹砂アルヿヲ聞キテ勾漏令トナランヿ
ヲ願フ嗚呼コレヲ服シテソノ術ヲ得ルモ彼レ
タヾ己レガ天年ヲ終ヘテ夭セザルヿヲ得ズ紀
傳ノ載スル所コレヲ見ツベシソノ愚陋曚昧捧
腹ニ勝ヘンヤ奕世コノ人ヲ尊奉スルモノハ又

何ノ心ゾヤ華人ノ神仙道士ノ事ニ惑フ貴賤トナク賢不肖トナク一ナリ蕭史弄玉ガ九轉丹ヲ煉ル説ノ如キモ亦丹砂ノ事ニ惑フモノナリコレ實ニ虚誕妖妄ノ説コレヲ論ズルニ遑アキアラズ若此事アルモ蕭史弄玉二人ニシテ別ニツノ以アルコヲ聞カズ豈聖人公平廣大ノ正道如此ノ事アランヤ縱令方中ノ一方ナリトモ聖人以テ教トセズ有眼ノ士コレヲ了察スベシ豈余ガ言ヲ俟ンヤツレ醫人ハ古今トナク和華トナク

縦令文章讀書ノ才アルモ經術ナキ寸ハ如此處ニ至ッテ眼目ヲ著ケ得ルモノ少シ可キ勝テ嘆ス哉夫上古神農氏嘗百草之滋味一日而七十毒由此醫方興焉コレ淮南子ガ説ニシテ偶言ニ似タリトイヘ𪜈神農氏ノ百草ノ滋味ヲ嘗ルト云フモノハ必シモコレ全ク醫藥ノ為メノミノコトニアラズ歴史ノ説ニ據ルニ古者民茹草木之實食禽獸之肉而未知耕稼炎帝因天時相地宜劉木為耜揉木為耒始敎民藝五穀而農事興焉此時ニ當ッ

テ百草百木ノ滋味ヲ試ミ嘗メテソノ毒ト毒トニアラザルトヲ分ツテソノ毒ニアラザルモノヲ以テ菜菓トナシ民命ヲ養ヒソノ毒アルモノヲ取ツテ以テ毒藥トナシ民ノ疾病ヲ攻ムコレ穀肉菜菓ノ外民命ヲ養フニ足ラズコレヲ味ヒ嘗メテハ必ス一日ニシテ七十ノ毒ニ遇フモ亦コレ然ル所ナリ然レバ藥ハ皆コレ毒ナルベシ此毒ノ能ニアラズンバ焉ゾヨク疾病ノ毒ヲ攻メヲコレヲ驅リ除クベケンヤ史記三皇本紀ハ唐

ノ司馬貞ガ補フ所ナレバ實ニソノ傳聞ノ説ト帝王世紀世本等ノ言ヲ聚メテコレヲ作ルモノナリ又實録ト謂フベカラズ然ルニ今歴史綱鑑ニ淮南子皇甫謐司馬貞ガ説ヲ雜ヘ取ツテコレヲ編録ス恐ラクハコレヲ實録ト云フベカラズ孔子ハ唯祖述堯舜憲章文武ト云ツテ上三皇ニ取ラズ易ノ繫辭ニ神農耒耜ノコトヲ説キ大戴禮ニ五帝德アツテ五帝ノコトヲ説クトイヘドモソノ審ナルヿヲ得ズ白虎通以下ソノ説アリト

イヘドモ神農氏醫藥ノ事ヲ載セズタヾ淮南ガ一
語ニアルノミ然ルニ今綱鑑ニ民有疾病未知ラ藥
石ヲ炎帝始テ味ヒ草木之滋ヲ察シ其寒温平熱之性ヲ辨ジ其君
臣佐使之義ヲ嘗テ一日而テ遇フ十二毒ニ神而化ス之遂作方
嘗ミ以テ療シラ民疾ヲ而醫道立ツ矣コレ宋ノ劉恕ガ通鑑外
紀ノ説ニシヲ淮南ガ言ニ本ヅキ今世醫人依托
ノ成説ニ惑ツテ藥ノ寒熱温涼君臣佐使ノ義ヲ素
問至眞要ノ論ニ取レリ是豈古疾醫ノ義ナランヤ
ヤ若コレアルモ亦自然ノ事ナリ藥豈一々然ラ

ンヤ夫我ガ仲景ノ方法ハ蓋シ三代疾醫ノ遺ナ
リ今コレニ徴スルニ藥ニ寒温平熱ノ性ヲ問ハ
ズ又君臣佐使ノ義ヲ立テズ然ルニ今袁了凡ガ
如キ唯輓近ノ醫說理義ヲ以テ古疾醫ノ方法ヲ
見ル謬レルカナ又嘗テ一日テ而遇七十二毒ト今コレ
ヲ諸子史ノ文ニ考フルニ七十毒トアレドイマ
ダ十二毒ノ文アルコトヲ見ズ十二ハ蓋シ七十ノ
字ノ傳寫ノ誤ニシテ神農遂作方書ノ事ハ了凡
ガ杜撰妄誕ニ屬スルニアラズヤ嗚呼綱鑑ノ書

ノ如キ事實ヲ綱シ訛謬ヲ鑑ストト稱スレドモ亦文ニ從ツテコレヲ鑑定綱目スルヿ知ヌベシ宋學格物致知ノ議論何ゾソレ如此杜撰妄誕ノヿ、ニ至ルヤ又以テコレヲ綱シコレヲ鑑セバ三皇ノ聖人ソレ何ニ物ゾヤ疑フベキノ甚シキモノナリ小人淮南ガ言賤工醫人ノ說ヲ取ツテ以テコレヲ正史ニ比セント欲スタヾソノ理義ニ明ラカナルニ似テソノ事實ニ暗ラシコレヲ傅會ト謂フベキカ又臆斷ノ大ヒナルモノナラズヤ周易繫辭正義ニモ皇甫謐ガ帝王世紀ヲ引クコレ又一醫人ノ言ナルノミ謐ガ書ハ最モ謬誤多クシテ只俗間傳聞ノ說ヲ取レリ又怪誕妖妄ノ言多シ上ハ以テ三皇ヲ徵スルニ足ラズ又史記司馬貞ガ說ヲ觀ルニ以赭鞭鞭草木嘗百草始有テ醫藥綱鑑ノ註ニハ蜡祭後用赤鞭鞭草木使シム萠動セ也ト云ヒ十八史略ノ註ニハ鞭記ス其毒ヲト云フコレ蓋シ草木ノ滋味ヲ嘗ルノ說ヲ變用スルモノナラン六經正史ノ間ソノ正說ノ存スルモノナ

キサハ皆是俗間傳聞傳會ノ說ナリ孔子ノコレヲ祖述憲章セザル所ナリ然ルニ今古醫者淮南ガ說ニ本ヅキ司馬貞カ補史ヲ宗トシテ神農氏本草ノ書アリトシ又方書ヲ作ルノ說アリ何ゾソレ矇昧シコヽニ至ルヤ宋ノ大儒朱子ノ如キモ亦本草ノ說ニ惑ヒ論語鄉黨篇聖人食薑ノ事ヲ註ス漢晉ヨリ以後二千年來醫者ニ眼目ナキヿハ姑ク置ク大儒スラ本草ノ邪說ニ惑フ況ヤソノ末ナルモノヲヤ余コヽニ於ヒテコレヲ斷

シテ曰今世梓行スル所ノ神農本草三卷ハ後漢西晉ノ間ニ出テ、淳于意王叔和ガ輩ノ醫流ノ手ニ成就セルモノナリ嘉祐本草ノ序ニ本草ノ字ノ徵ヲ出ス漢書平帝紀ニ始メテ本草ノ名アリ樓護傳ニモ亦本草ノ名アリ梁七錄ニ至ッテ始メテ神農本草三卷ノ目ヲ載ス禹錫又云郡縣有後漢地名者以為似張仲景華佗輩所為是又不然也淮南子ノ說略ス之ヲ蓋上世未著文字師學相傳謂之本草兩漢以來名醫益衆張機華佗輩始因古學附以新説通為編述本草繇是見於經錄然舊經才三卷藥止三百六十五種此説甚是ナリ兩漢ヨリ以上ハタダ師學相傳シテ本草ノ書各々ノ藥ノ功能主治形狀ヲ記錄スルノミニシテ今世ノ如ク一定ノ書アルコトナシ故ニ家々人々記錄同ジカラズコトヲ以テソノ出處地名ヲ錄スルモ亦同ジカラザルベシ或ハ三代ノ地名アリ或ハ春秋戰國ノ地名アリ或ハ秦漢郡縣ノ地名アリ今ノ傳フル所ノモノハタダ後漢ノ醫人郡縣ヲ以テコ

レタ記録スルモノヲ傳ラルヿタヾ此三巻ナル
ノミ故ニ後人コレヲ疑ツテ以為ク張機華佗輩
所為ナリト然リトイヘドモコレ又傳記子史ノ明
文ナキトキハコレヲ本説トスル所ニアラズ掌禹
錫ガ輩臆説ヲ以テ謂ラク張機華佗輩始テ因古学
附ルニ以ス新説ヲ通メ為ス編述トコレ豈ニ古人ノ説ナラン
ヤ従フベカラズ況ヤ仲景ノ事史傳別ニ載スル
所ナシ何ヲ以テ此説ヲナスヤタヾ後漢前晋ノ
際何ノ人ノ遺編ナルヤ又本草ノ書三巻何ン人

ノコレヲ傳ヘタルヤ又偶三百六十五種ノ藥品ヲ錄スルノ書アリ或ハ古疾醫ノ言ヲ傳ヘ或ハ秦漢方士ノ說ヲ載セ駁雜擾亂ソノ正ヲ取ルニ所ナシ當時醫人コレニ迷惑シテ詺辨スルノ力ナクコレニ加フルニ淳于意王叔和ガ如キ和緩ガ陰陽脈理ノ妄談ヲ雜ヘ葛洪皇甫謐ガ神仙道術ノ邪說ヲ混ジテ遂ニ本草ノ書ヲ亂ル梁ノ陶弘景ニ至ツテハ此四人ノ學ヲ集メソノ說ヲ慕フテ一家ノ醫說ヲ立ツ本草ノ書遂ニ彼レガ家

學トナル弘景故云以吐納餘暇頗遊意方伎覽本草藥性以為盡聖人之心故撰而論之舊說神農本經余以為信云云又云是其本經所出郡縣乃後漢時制疑仲景元化等所記然レドソノ書三卷盖今存スル所ノ本草ノ體ニアラズ故ニ弘景コレヲ校勘スルモノナリ又云魏晉已來吳普李當之等更復損益或五百九十五或四百四十一或三百一十十九或三品混糅冷熱舛錯草石不分蟲獸無辨且所主治互有得失醫家不能備見則識智有淺深今

輒苞綜諸經研枯煩省以神農本經三品合三百六
十五爲主ト此説ニヨルナハ人々相傳フル所ノ
本草ノ書盖各異ナルニ似タリ桐君ハコレヲ錄
シテ採藥錄ト云ヒ雷斅ハコレヲ藥對ト云ヒ呉
普又本草一卷アリ李當之神農本草アリ弘景コ
レヲ苞綜シテ上中下藥ノ三品ヲ立テ又合セテ
三百六十五種トストイフ蓋シ歳數朞日ニ取ル
モノハ弘景ガ主張スル所ナラン弘景又云又進
名醫別品亦三百六十五合七百三十種精粗皆取

無復遺落分別科條區畛物類兼テ注銘ス時用土地所
出及仙經道術所ヲ須ル并ヒ此序錄ヲ合テ為七卷ト此說ニヨ
ルトキハ今ノ本草三卷ノ序例科條コトぐク弘景
ガ手ニ出テハ又別ニ三百六十五種ヲ錄シテコ
レヲ名醫別品ト云ヒ又名醫別錄ト云フ開寶本
草序ニ云名醫別錄互ニ為編纂至梁ノ貞白先生陶景乃
以テ別錄ヲ參ス其本經ニ朱墨雜書弘景故云右三卷其中
下二卷藥合テ七百三十種各別ニ有目錄并ニ朱墨雜書
并セ予カ注ヲ今大書シ分テ為七卷ト此說ニヨルトキハソノ

說存ストイヘドモ三巻ノ本草ノ古本已ニ亡ヒタリ今ノ上中下三巻ノ目アリトイヘドモ全書ニアラズ弘景コレヲ亡ボセリソノ言存ストイヘドモ彼今仙經道術ノ用ユル所ヲ以テ注諮スト云寸ハ延年却老等ノ說ハ全ク此人ノ手ニ出ツルヿ前ニ辨ズル所ノ如シ證類本草ニ墨書白字アリ白字ハミナ本經ノ文ナリ墨書ハ別錄ノ文ナリ千金翼方等ハ混雜シテコレヲ載スコレ孫思邈ガ古疾醫ノ道ヲ知ラサルヲ以テナリ嘆ズベキ

カナル藥ニ三品ヲ分ツモノハ素問五常政ノ說ト
大抵相似タリ素問ト本草トノ書ノ成ル前後
相ヒ遠カラズ素問云病有久新方有大小無毒有
毒固宜常制矣大毒治病十ニ去其六常毒治病十ニ去
其七小毒治病十ニ去其八無毒治病十ニ去其九穀肉
果菜食養盡之無使過之傷其正也不盡行復如法
必先歲氣無伐天和無盛盛無虛虛而遺人夭殃無
致邪無失正絕人長命蓋此言先出故ニ本草家コ
レニヨッテ上藥中藥下藥ノ三品ヲ立テ上藥爲

醫道眼目編

醫道聯璧編　卷之五　廿三

君主ル養命ヲ以テ應ス天ニ無毒多服久服スルモ不傷人ヲコレ乃チ素問ノ無毒、治病十去其九註云無毒藥悉ク謂之ヲ平然レドモ此說ニヨレバ無毒トイヘドモ久服多服スレバ人ヲ傷ラザランヤ凡ソ藥ニ平和ノ物ナシ後人コレヲ平和ト云ヘドモ病毒ヲ毒スルヲ見ルトキハ又大毒ト云フモノト異ナルヿナシ况ヤ久シクコレヲ多ク服スルトキハ必ズコレニ害セラルル藥ミナ偏勝ノモノナレバナリソノ性偏勝ナルヲ以テ必ズソノ府藏ヲ偏絶スルヿアリ愼マザルベケンヤ。コヽヲ以テソノ病ヲ治スルニ當ツテソノ證十分ノ內ソノ九分ノ證ヲ去レバ先ヅコレヲ約シテソノ餘證ハ穀肉菓菜食養盡之無使過之傷其正也ト云フ五常政又云有毒無毒有約乎九靈禁服此意アリ夫約方者猶約囊也囊滿而弗約則輸泄方成弗約則神與弗俱トアリトイヘドモ凡ソ疾醫ノ病ヲ治スル必シモ然カラズ病毒全ク盡キズ毒藥コレヲ止ムレバ他日又餘證ト成ツテ必ズ大病トナル病毒ハ必ズコレヲ盡シテ

醫道眼目編　卷之五　廿四

餘蘊ナキヲ疾醫ノ術トス素問九靈ノ說大抵本草ノ旨ト相似タリ上經上品玉石十八種丹砂ヲ第一トス草品三十八種菖蒲ヲ第一トス木品十九種牡桂ヲ第一トス獸品六種龍骨ヲ第一トス蟲魚品十種石蜜ヲ第一トス米穀三品胡麻ヲ第一トス菜品五種冬葵子ヲ第一トスコレヲ以テコレヲ觀レバ本草ノ書タル服餌ヲ本トス治病ヲ末トス神農家ノ本意ニアラズ若ソレ神農百草ノ滋味ヲ嘗メテ一日七十毒ニ遇ハバコレ醫

藥ノ為メナラン眼餌ノ為ニアラザルベシ若萬民ノ性命ヲ養フ為メナラバ別ニソノ書アランコレ神農氏タル所ナリソレ百草ハ百草木ナリ穀肉菓菜モ亦コレニ攝ス班固経方ヲ敘スルニ云經方者本草石之寒温量疾病之淺深コレ經方ヲ論ズトイヘドモ亦本草ノ義コヽニ取ルベシ上中下品草木鳥獸蟲魚等ヲ具列科條シテコレヲ本草ト名ク神農氏蓋シ百草ノ滋味ヲ嘗メテ一日偶七十ノ毒ニ遇フコレ本ト百草ノ毒ニ本ヅ

ヒテ廢物ノ毒ヲ定ム故ニコレヲ本草ト謂ヘル
ナランコレ皆萬民ノ疾病ヲ治スルガ爲メニコ
レヲ設ク又何ゾ食物トコレヲ一ニセンヤ況ヤ
又道家服餌ノ爲メニ本草ヲ作ランヤ後人ノ服
餌ノ説ニ惑フモノ治病ノ毒藥ト食物ノ廢品ト
ヲ一ニシテ又コレニ次クニ服餌ノ説ヲ混雜シ
テコレヲ神農氏ニ依託シテ惑ヘルカナ遂ニコレ
ヲ一書トナスモノナリコレニ加フルニ弘景ニ
至ツテ愈ク惑ヒ愈ク傅會シテ此書ヲ挍勘シテヨ

レガ為ニ分別科條區畛物類ノ時已ニ謂ヘラ
ク注銘仙經道術所須ト彼豈ニソノ說ヲ取ラザ
ルコトヲ得シヤ上經上藥為君主養命以應天無毒
多服久服不傷人ト云モノハ或ハ然ラン然リト
イヘドモ嘗百草始テ有醫藥ト云フトキハ醫藥ハ人ノ
病毒ニ毒スルモノナリ玉石ハ姑ラク置ク草部
ノ上品之上菖蒲菊花ハ又姑ラク置ク第三ヲ人
參トスル苟モ古疾醫ノ方ニ係ルトキハ病毒心下脇
下ニアッテ痞鞕スルモノヲ治スコレ人參ノ毒

ニアラズンバ何ゾヨク痞鞕ノ大毒ヲ治センヤ
第五天門冬ノ最モ毒アリ第六甘草古疾醫ノ方ニ
依ル寸ハ病毒ノ急迫スルモノヲ治ス甘草毒物
ニアラズンバ何ゾヨク病毒ノ急迫スルモノヲ
緩センヤ以下ノ藥物ミナ然ラズト云フヿナシ
一ヲ以テ十ヲ推シ知ルベシ余ガ言ヲ俟タズコ
レ豈ニ病毒ナクシテ毒藥ヲ久服多服スル聖人
ノ道ニ於テ此理アルヿアランヤ中正ノ道ニ
非レバナリ弘景ガ別録ニコレニ冠スルニ黄精ヲ

以テスコレ弘景ガ惑ヘルノ至ナリ軽身不老延年ト云フニ至ッテハ全ク仙経道術ノ言ニシテ神農ノ時豈此事アランヤ明者ソレコレヲ察セヨ又何ゾ余ガ言ヲ俟タンヤ顔光録云詮三品藥性以本草為主道経仙方服食断穀延年却老乃至飛丹錬石之奇雲騰羽化之妙莫不以藥道為先用藥之理一同本草但制御之途小異世法トアル寸ハ愈知ル本草ノ内ニハ道経仙方ノ邪説ノ混雑スルヿヲ光録今ソノ理ノ一同ナルヿヲ云フコレ

ソノ徵ナリ故ニ云二千年來醫人ノ眼目コレガ為メニ塗塞セラレテ一人モコレヲ開豁スルモノナシコレ余ガ所謂相混スルモノナリ因ッテ思フ古來本草ノ書ノ相ヒ存スルモノアラバ必コレ今ノ中品下品ヲ上品トナサン又何ゾ藥ニ上中下アランヤ縱令毒ヾニ大小アルモ亦藥ニ上下アランヤ本草草部下品第一ヲ附子烏頭トス今醫コレヲ得テソノ證ニ隨ッテ附子烏頭ヲ用ユルナハソノ證忽チ愈ユ此時ニ當ッテコレ附

子烏頭ソノ證ヲ治スル一大上品ノ藥ナラズヤ餘藥ミナ然ラズト云フヿナシ苟モ附子烏頭ノ證アル寸若コレニ人蔘黄耆ヲ用ユル寸ハソノ證遂ニ愈ル時ナシ是人蔘黄耆モ亦時ニ當ツテハ一大下品ノ藥トナル然ル寸ハ何ゾソレ藥ニ上中下品アランヤ服餌飲食ノ類ニ至ツテハ上中下品ナクンバアルベカラズ況ヤ穀肉菓菜萬民ノ生命ヲ養攝スル物ニ至ツテハ上中下品ヲ立ラザルヿヲ得ズ是ヲ五穀ニ取レバ黍稷尊シト云

ヘドモ稲粱ノ和平ニ及バズ是ヲ五畜ニ取レバ牛馬大ヒナリト云ヘドモ鶏豚ノ日養ニ及バズ五菓五菜ノ如キハ有ル時アリ無キ時アリ五飲六飲春秋冬夏ニ取ル豈其ノ上中下品ヲ立テザルヿヲ得ンヤ古往今來如此ノ義ヲ解セズ醫人ノ矇昧嘆ズベキカナ本草者流ノ説一定シテ遂ニ邪路ニ走ル夫レ素問ノ書タル本草ト前後ニ成ル故ニソノ事大氐本草ト表裏スルヿ多シ彼サキナリヤ是ノチナリヤ先後ヲ知ラズトイヘドモ亦彼是相似タリ陶

弘景曰此書應與素問同類但後人多更修飾之爾コレソノ理義議論君臣佐使ノ説寒熱温涼ノ談大氐素問ト相表裏ス然リトイヘドモ素問ハ古疾醫ノ法言ソノ間ニ散在ス又本草ト同ジカラズ藏氣法時曰毒藥攻邪五穀為養五菓為助五畜為益五菜為充氣味合而服之以補精益氣移精變氣曰毒藥治其內鍼石治其外湯液醪醴曰必齊毒藥攻其中鑱石鍼艾治其外也六元正紀曰婦人重身毒之何如曰有故無殞亦無殞也異法方宜曰病生

於內其治宜毒藥實命全形曰壞病毒藥無治短鍼
無取又鍼五義曰知ル毒藥爲眞等ノ說儘コレアリ
コレ皆毒藥ヲ以テ病毒ヲ攻ムルノ謂ヒナリ毒
藥ヲ以テ性命ヲ養フノ謂ヒニアラズ素問曰藥
以祛之食以隨之コレ乃穀肉菓菜食養盡之ノ謂
ヒニシテ藏氣法時ノ意ナリ如此美言此書ノ中
ニアリトイヘ𪜈古今ノ書ヲ主張スルモノコ
レヲ知ラズ又コレ此書ヲ訴斥スルモノコレヲ
解シ得ズ徒ニ空談理義ヲ以テコレヲ註銘シコ

レヲ解說スコレコレヲ事實ニ取ルヿヲ知ラサレバナリ今本草ノ書タル素問ト同類ト云フトイヘ𪜈亦本草ニハ疾醫家ノ古言存スルナク素問ハ多クコレヲ存ス藥能ノ皆毒タルヿヲ云フヿ本草ト同ジカラズ後人ノ修飾最モ憎ムベシ王氷嘗テ毒藥ヲ解シテ云藥ハ謂金玉土石草木菜果蟲魚鳥獸之類皆可以祛邪養正者然辟邪安正惟毒乃能以其能然故通謂之毒藥也然レバ此註ノ意ヲ以テコレヲ觀レバ本草ノ科條敘列スル

醫道眼目編

所ノ庻物ハミナコレ毒物ニアラズト云ヿナシ
豈上中下品ノ物アランヤ王氷ガ素問ヲ註スル
素問ニ散在スル所ノ古疾醫家ノ法言ニヨレリ
本草ノ意トヌ同ジカラズ所謂祛邪養正トハ毒
藥ヲ以テ病毒ヲ祛ツテ後本草ニ載スル所ノ穀
肉菓菜ヲ以テソノ正氣ヲ養フノ謂ヒナリ乃穀
肉菓菜食養盡ス之ノ謂ヒナリ又祛邪トハ邪ハ乃
チ毒ナリ毒ハ乃チ病毒ナリコレ毒藥攻ル邪ヲト云
コレナリ故ニ古ハ藥ヲ服スルコレ毒ス之ヲト云ヿ

レ毒藥ヲ服シテ病毒ヲ治スルノ謂ヒナリ曰然ラハ菓菜モ亦毒物アリヤ曰五穀ノ外肉及菜菓ソノ毒ナキニアラズ故ニ聖人五穀ヲ以テ人ノ性命ヲ養フヿヲ教ユレド此三物ヲ以テタヾ合而服之ト云フ服ハ乃チ食ナリ五穀ノ外ハミナ偏味ニアラザルハナシ此偏味ナルヲ以テ彼ノ五穀ニ於ケル五菓ハコレガ氣ヲ助ケ五畜ハコレガ氣ヲ益シ五菜ハコレガ氣ヲ充ツルヿヲナスモノナリ皆コレ五穀ノ養性ヲ助益充盈スルモ

ノナリ故ニ五穀ハ民命ノ係ル所ノ物トイヘドモ
畜及菜菓ヲ以テ助益充盈セザレバソノ養ヲ成
スコト能ハズ故ニ下文ニ云此五者有辛酸甘苦鹹
各有所利或収或緩或急或堅或耎四時五藏病隨
五味所宜也此語ヲ以テコレヲ見ツベシ五穀爲
養五菓爲助五畜爲益五菜爲充ト此四ツノ物ノ
養助益充コレソノ人民平生ノ保護ナリトイヘ
ドモ亦ソノ常ヲ失ヒ疾病トナルノ時ニ當ツテハ
又毒藥攻邪而後此四ツノ物ノ保護ヲ得ザレバ

補精益氣ノ保護ヲ得ルコト能ハズコレ乃五常政ニ所謂大毒ヲ以テ病ヲ治スルニハ十分ノ病毒アラバ先ツソノ六分ノ病毒ヲ去ル方ヲ施シテコレヲ約シテ而後此穀肉菓菜ヲ以テソノ正氣ヲ養フベシ又常毒ヲ以テ病ヲ治スルニハ十分ノ病毒ヲ去ラント欲セバ先ヅソノ七分ノ病毒ヲ去ル方ヲ施シテコレヲ約シテ而後此四ツノ物ヲ以テコレヲ攝シテ以テソノ正氣ヲ養フベシ故ニ云勝毒者ハ以厚藥不勝毒者ハ以薄藥故ニ大承

氣湯服度ニ云二升分温再服得下餘勿服大烏頭
煎服度ニ云二升强人服七合弱人五合ト此二方
ノ如キコレツツ十分ツ病毒ニ六七ヲ去ルノ法
ナリ小毒ヲ以テ病ヲ治スルニ八十分ノ病毒ヲ
去ラント欲セバ先ヅソノ八分ノ病毒ヲ去ル方
ヲ施シテコレヲ約シテ而後此四ツノ物ヲ以テ
コレヲ攝シテ以テソノ正氣ヲ養フベシ桂枝湯
服度ニ云三升適寒温服一升病差停後服トコレ
十分ノ病毒ソノ八分ヲ去ルノ法ナリ無毒治毒

十分其九ソレ藥ト命ズル寸ハ無毒ノ物アルヿナシ本草ニ草部上品之上ト云モノ乃無毒ト稱スルノ藥一百二十種為君主養命以應天無毒多服久服不傷人欲輕身益氣不老延年者今此一百二十種ノ内仲景嘗テコレヲ使用スルモノ人蓡甘草地黄朮澤瀉薏苡等アリ此數種ノ如キ下品ノ附子烏頭葶藶大黄蜀漆甘遂大戟ノ類ニ比スレバソノ毒輕淺ナリトイヘドモ人蓡甘草コレヲ以テコレヲソノ毒ニ毒スル寸ハツノ肯綮ヲ得ル

ニ至ツテ瞑眩セザルモノナキ寸ハコレヲ無毒
ト云フベケンヤ毒アルヲ以テソノ毒ニ毒スル
モノナリコレ我門日用ノ事實ニ施シテコレヲ
試ル所ノ者ナリ豈他アランヤ若ソレ彼數品ヲ
以テ毒ナシトセバ神農氏何ンゾコレヲ食品ト
ナサヾルヤ殊ニ知ラズ此上品無毒ノモノト云
フモノソノ毒ノ輕淺ナルコヲ苟モソノ病毒ヲ
ヨク祛ルニ至ツテハ身ノ重キモノ軽ロキニ至
リ老ザルノ年ニ至ツテ老ルモノ老ヒズ天年ヲ盡

サズシテ灸スルモノソノ齢ヲ延フルモノコレアランヤ嗚呼本草諸説ノ信ズベカラザルヿ往々如此又ソノ妄誕虚誣如此王氷ガ註ニ無毒藥悉ク謂フ之ヲ平トトコレ知ラズシテコレガ説ヲ作ルモノナリソノ性ノ平ナル物豈病毒ヲ攻ルノ理アランヤ苟モ過之傷ルヿ其正ヲ必セリ何ゾ多服久服シテ不傷ルヿ人ヲアランヤソレコレヲ毒藥ト云フソノ性ノ平ナルモノアランヤ本草玉石上品ニハ丹砂ヲ第一トス丹砂ハ乃チ朱砂ナリ朱砂最モ大毒ア

醫道眼目編

リ第二轉水銀トナル水銀最モ亦大毒アリ人ヲ
害シ病ヲ毒スルノ力又最モ勇悍ナルモノナリ
第三轉輕粉トナル又最モ毒ノ異ナルモノナリ第
四轉水銀朱トナルコレヲ服スレバ必ズ先ヅ人
ノ齒牙ヲ損ズルガ如キ豈ソノ大毒ニアラザル
コトヲ得ンヤ第五轉白粉トナル最モ毒アリソ
ノ法制ニヨッテ九轉九還モ亦ミナ毒藥トナル
仲景コレヲ取ッテ赤丸方内ニ於ヒテ寒氣厥逆
ヲ治ス烏頭半夏ノ毒ヲ助クコレ乃王氷ガ所謂

惟毒乃能トハコノコトナリ雲母ヲ第二トス雲母ヨク癰毒ヲ截ルノカアリ苟モソノ毒ニアラズシバ如何ゾ癰疾ノ毒ヲ治センヤコレヨリ以下消石朴消膽石礬石等ノ毒石アリ皆上品上藥ニ屬スコレ豈ニ上品上藥トナシテ久服多服不傷人ノ理アランヤ若ソノ人病毒アツテコレヲ久服多服セハソノ毒ソノ病毒ニ毒スル寸ハ毒毒于毒ノ理ニテ必シモ人ニ毒セズ苟モ病毒ナクシテコレヲ久服多服スル寸ハソノ人ニ毒スル寸

ハ必ソノ人ヲ傷ラザルヿヲ得ンヤ何ゾソレ不老延年ノ理アランヤ若ソノ人病毒アツテコレヲ服セバソノ病毒ニ毒スルヿアラバコレヲ不老延年ノ功トモ謂フベシ餘藥ヲ亦推シ知ルベシ嗚呼此説ノ如キハ聖門五尺ノ童モコレヲ笑ハザランヤソレ五常政ノ言ノ如キハ一長一短ノ言ニシテ本草ト同類トハ如此ヲ云フナラン藏氣法時ノ説ハ疾醫ノ古言存ストス謂フベシ余故曰素問與本草者有古疾醫古言存焉後世醫人

如淳于意王叔和輩傅會陰陽旺相之說如葛洪又妄添仙經道術之言而後脩飾之爲二書者也故陶弘景以爲應與素問同類但後人多更脩飾之爾ト弘景ガ言然リ余又以爲本草ヲ以テ書ニ名ケ一部三卷トナスモノハ淳于意張仲景以後ノ人ノ僞作セルモノナラン漢書紀傳ニ本草ノ名アレ𪜈藝文志ソノ目アルコトナシ況ヤソノ以前ニ於ヒテヲヤ蒼頡字ヲ制ストイヘ𪜈三墳ノ名六經明文ナシタヾ左傳昭公十二年楚左史倚相能讀

三墳五典八索九丘之文トアリ又孔安國尚書傳序ニ三墳五典ノ名出ヅソノ外諸儒ノ説一ナラズ杜預タヾ云フ皆古書名ト孔安国ガ説ニヨルニ伏羲神農黄帝之書謂之三墳言大道也トアレバ三墳ノ書ハ聖人ノ大道ヲ載セタルノ書ナリ豈ニ内經本草ノ書ノ如キソレコレヲ大道ト云フニ足ランヤミナ伎術ノ書ナリ開寶重定本草序曰三墳之書神農預其一百藥既辨本草存其録唐本草孔志約ガ序ニモ亦陶孔景ガ説ヲ引ク曰

本草經ハ者神農之所作不刊之書也ト然レ𪜈弘景
以來此書ヲ以テ三墳ノ一トスルヿ定說トナレ
リコレヨリ此說諸子ノ書ニ出ヅルモノ多クハ
此諸說ヲ徵トス嗚呼鄙哉醫之爲學也以我賤役
小伎欲ス比ント聖人之大道出テ如此鄙俚無稽之言フ而惑
天下後世陋暗愚昧之醫ヲ何ツ其至ル于此ニ矣乎ヤ夫三墳
ノ名初メテ左傳ニ出テ後又孔安國ニ出ヅ周禮ニ
外史職掌ル三皇五帝之書註ニ楚靈王所謂三墳五
典也ト是皆大道ヲ載スルノ書內經本草何ゾツ

レコレニ與ランヤ然レバ本草ノ書ハ西漢ノ後東晋ノ前ニ成ルモノナリ掌禹錫曰蓋上世未著文字師學相傳謂之本草孔志約曰昔秦政煨燔茲經不預永嘉喪亂斯道尚存潛其年代浸遠簡編殘蠹與桐雷衆記頗或蹐駁興言撰緝勒成一家亦以彫琢經方潤色醫業トアレバ此書ハ又梁以前ニ全備シテ三卷トナルモノナリ上中下品ヲ科條スルモ古昔ノ本草ニ非ザル・ベシ桐雷衆記トハ弘景ガ所謂桐君採藥録説其花葉形色藥對

四巻論ス其佐使相須ヲト是ナリ弘景又云魏晉已來
吳普李當之等更復損益スト前ニ云フ所ノ如シ
然ルトキハ今ノ神農本草經ト云フモノハ弘景ガ
手定ニ出ヅルコト知ヌベシ嗚呼古來醫書秦皇ノ
焚燒ヲ免ルトイヘドモ何ゾソレ全錄ナキノコ、
ニ至ルヤ弘景又云遭漢獻遷徙晉懷奔迸文籍焚靡
千不遺一ヲトハ此ヲ謂ナリ然ルニ弘景公然トシテ
曰神農本經ト又前ニ揚グル所ノ如ク本草經者
神農之所作不刋之書也ト云ヘリ然レバ今ノ本

經ト云フモノハ弘景ガ手定ニ出ヅルヿ知ルベシ猶帝王世紀ノ妄誕妖怪ノ說ノゴトシ嗚呼古來醫書ノ贋僞滅亾何ヅツレコヽニ至ルヤ然レバコレ本草ノ經文ト云フモノハ道家服食ノ法攙入シテ全ク弘景ガ手定ニ出ヅ天下古今ノ醫人孫思邈ガ如キ博學ノ士トイヘド弘景ガ說ニ惑フヿ一人モ本草ノ書ヲ議スルモノアルヿナシ況ヤコレニ加フルニ仙佛ノ說醫理ニ攙入シテソノ弊唐ヲ歷清ニ至ルマテソノ害少ナカラ

ス二千年來曚々昧々トシテ醫人ノ眼目コレカ爲メニ塗塞セラル哀ムベキカナ然ル寸ハ李唐ノ新修趙宋ノ詳定重定證類ノ諸本ヨリ朱明ノ李時珍カ綱目ニ至ルマデ邪正混雜シテ取ルニ足ルモノ少シ中華已ニ然リ況ヤ我ガ皇和ニ於ヒテヲヤ近年香川太沖藥選ヲ著シテ本草ヲ邪說ト云ノ言アレトモ今コレヲ讀ムニ又五十步百步ノ談ノミ終ニ本草ノ窠窟ヲ脫スルヿヲ得ズソノ餘ハミナ臆說ニ出ヅ取ルニ足ラ

ズ唯我ガ東洞翁樂徴ノ擧ニ至ツテハ二千年來ノ眼目明々歴々タリ苟モ此書ノ擧ナクンバ吾儕何ヲ以テカ仲景ノ方法ヲ今日日用ノ事實ニ施サンヤ諸家ノ本草ハタヾ藥物ノ形狀ヲ說クモノヲ取ルベシソノ餘ハ觀ルニ足ラザルノミ余嘗テ醫館ニ在ル時數百ノ醫書ヲ涉獵スルヿヲ得タリ諸家ノ本草ニ至ツテハ最モ喜ンデコレヲ讀ム先人嘗テ余ニ諭スルヤ醫タルモノ苟モ本草ニ熟セザレバ藥物ノ眞贋ヲ辨別スルヿ

能ハス古今コレヲ難シトス夫醫人ハ物産ノ學ニ博フシテ而後コレヲ約シテコレヲ今日日用使用ノ物ノ眞ヲ得ルヲ務トスト因テ兒戯ニナ草木蟲魚金石ノ類ヲ弄玩ス故ニ小少ヨリ物産家ノ學ヲ喜ヘリ神農本草經及疏名醫別錄今傳ハラズタダ千金翼方及證類本草ニ載スル所アリ證類本草珍珠囊湯液本草本草衍義補遺救荒本草会物本草本草會編本草蒙筌本草綱目本草通元本草新編藥性解藥性賦解本草洞詮本草滙

本草逢源本草原始等ノ書ハミナコレヲ讀ヨリ此外産物ニ預リ治療ノ法ニ取ルベク又藥方ノ出ル諸家著述ノ中ニアル所ノ本草ミナコトゴトクコレヲ讀ムニ總ベテ本草別録ノ餘波ニシテ一部モ仙經道書ノ說ノ混淆セザルノ書アルヿナシコレ中葉ノ醫弊ニシテ我ガ

皇和ノ文武諸藝悉ク佛氏ノ言ヲ以テ證據トセザルモノナキガ如シ天下古今大眼目ヲ開ヒテコレヲミルモノアルヿナシコレ古今和華醫人

ノ通病夫癖コレヲ救ヒ藥スルニ術ナシ近年艮山後藤先生一人此眼目ヲ開ク嘗テ謂《イヘ》ラク醫タラント欲セバタゞ本草毒草部ヲ熟讀シテ以テ治療ノ術ニ就クベシト然リトイヘドモコレモ亦一端ノ說ナリ本草ノ書ヲ熟讀シテ道ト術トヲ以テ取舍斟酌セザルノ言ナリ一隻眼ヲ開クト謂フベキノミソレ本草ノ書タル何ゾ必シモ毒草ノ部ノミヲ取ランヤ惟毒乃能惟能乃毒ナルすハ諸藥ミナコレ毒ナリソノ毒乃病毒ヲ除ク

ノ能アリ李時珍獨古今諸家ノ本草ヲ綱目シテ
ソノ中毒藥ノ部ヲ立ツ瞽説ト謂フベシ後ノ本
草ヲ定正スルモノアラバ毒草部ノ諸藥ヲシテ
コレヲ本部ニ反フスベシ然レ𪜈艮山先生ノ此
見古今ニ卓絶ス又餘子ノ及バザル所ナリ獨我
ガ東洞翁ニ至ツテ嘗テ謂ラク藥皆毒毒乃能能
乃毒非毒不能毒于毒此説又千古ニ卓絶ス時珍
ガ如ク何ゾ必シモ別ニ毒草ノ部ヲ分タンヤ本
經ニ上中下經ヲ立ツルト又大ヒニ異ナリ又何

ゾ必シモ百草ノミ毒トセンヤ鳥ニ鴆アリ石ニ砒礜アリ蟲ニ斑猫アリ最モ毒ノ剽烈ナルモノナリサ草ニ菫サ鉤吻ナルガゴトシ以テ見ツベシ藥ハミナ毒ナリ毒乃チ藥ノ能ナリ能乃チ藥ノ毒ナリ毒ニ大小厚薄アリトイヘドモ毒ハ乃チ毒ナリ毒ニアラズンバ焉ゾヨク疾病ノ大毒ヲ驅リ除カンヤ唐ノ王氷曰惟毒乃能ト知言ナルカナ然レバ惟能乃毒ニアラズヤ艮山先生ノ本草毒草部ヲ熟讀セシムルモノハ藥ノ毒タルヿ

ヲ知ラシメント欲シテナリ又故アルカナ近來我ガ仲景ノ方法天下ニ行レテヨリ以上ノ説ヲ疑フモノ少ナカラズソレ百藥ミナ毒ナラバ仲景ノ方ニ粳米アリ大麥小麥アリ大豆小豆アリ粱米アリ麻子アリコレ五穀ノ一ニシテ何ゾソレコレヲ毒トスルヤ又薑棗アリ膠飴アリ桃杏梅ノ五菓ノ一アリコレ亦ソノ毒アルニアラズンバ何ゾソレ疾病ノ大毒ヲ治センヤ故ニ東洞翁曰藥皆毒毒乃チ能能乃チ毒毒ス于毒ニ不毒セ于人然

ル津液穀肉菓菜[illegible]仲景方内ニ在ル所ノモノハ皆是毒藥トスルカ曰コレ天下ノ人ノ疑フ所ナリ豈ニ不可サランヤ何ゾソレ穀肉菓菜ノ四ツノ物ヲ以テ毒トスルノ理アランヤ四ツノ物ナリコレ天地コレヲ生長シテ人民ヲ養育スルモノナリ古昔聖人天ニ代ルノ智アツテ以テ此四ツノ物ヲ以テ人民ノ性命ヲ養フ物トス神農氏ノ一日ニシテ七十ノ毒ニ遇フト云フモ豈ニ専ラ醫藥ヲ撰フノ為メナランヤ百草トハソ

ノ大數ヲ舉クルナリ四ツノ物トイヘドコレニ預ラザランヤ然レド蟄穴棲巢ノ時ニ當ツテハタヾ鳥獸ノ肉ヲ食ノミナリ神農氏ノ時トイヘドモ必然カラン故ニ神農氏嘗百草之滋味以救萬民之疾苦トハ民コレヲ知ラザレバナリ蓋百草ハ滋味ヲ嘗ムトハ先ツ穀ト菓菜ヲ別ツテ人民ヲ養フモノトナシテ而後七十ハ毒アルモノハ以テ醫藥ノ用トスルモノカラン苟モ神農氏穀肉菓菜人民ハ性命ヲ養フコヲ教ヘズンバ何ソ

ソレ神農ト稱スルコトヲ得ンヤ農事ヲ先トスル
ヲ以テ故ニ神農ト稱ス然レバコレ穀肉菓菜ハ
コレ人民ノ性命ヲ養フノ物ニシテ百藥ハタヾ
疾病ヲ救フノ物ナルコトヲ今仲景方内ニ四ツノ
物アルモノハ性命ヲ養ヲガ爲メニコレヲ方内
ニ處スルニアラズ又毒藥トスルニモアラズ素
問ニ所謂毒藥攻邪五穀爲養五菓爲助五畜爲益
五菜爲充氣味合シテ而服之コレ四ツノ物ヲ以テ毒
トスルニアラズ仲景方内ニ此四ツノ物アルコ

レソノ毒藥ノ毒ヲ助クルニアッテ病毒ヲ逐除スルニアルノミ桂枝湯服後啜熱稀粥ト云フモノハコレヲシテ其毒藥ノ力ヲ助ケシム白虎湯附子粳米湯桃花湯竹葉石膏湯麥門冬湯ノ粳米アルコレ必ズ方内ノ諸藥ヲ助ケテ燥ヲ止メ渴ヲ治スルニアラザランヤ甘草小麥大棗湯ノ小麥モ亦異ナラズ小豆ノ瓜蒂ニ於ケル大豆ノ巵子ニ於ケル大麥ノ消石礬石ニ於ケル粱米ノ甘草ニ於ケル又白截酒ノ薤白ニ於ケルソノ妙用

ノアル所凡人ノヨク解スル所ニアラズ豈ニソ
レ以上ノ六種ノ穀ヲ以テコレヲ毒トセンヤ畜
及菓菜ハコレヲ五穀ニ比スレバ又偏味ニアラ
ズト云ハザルベケンヤ何ゾ又コレヲ五穀九穀
ニ比センヤ五九ノ穀トイヘドモ稲米ノ平和ニ及
バンヤ然ノ餘ハ又ワヅカ一毒ヲ攻ムルノ功ア
リ粳米スラコレヲ煎シテコレヲ藥トナシコレ
ヲ服スレバ腹痛ヲ治スルノ功アリ飯ニシテコ
レヲ飡スレバ腹痛ヲ止ムルヿアルヿナシ然レドモ

コレヲ以テ毒物トナシテソノ病毒ニ毒スト云フヿヲ得ンヤ然レバ今仲景方内ニ此六穀或ハ畜及ビ菓菜アルヲ以テ皆コレヲ毒物トセンヤ本草ノ書タル豈獨草木アルヲ以テ本草ト稱センヤ金玉アリ土石アリ鳥獸蟲魚アリ然レ𪜈コレヲ本草ト稱スルモノハコレ嘗テ百草ヲ本トシテ以テ金玉土石水火鳥獸蟲魚ノ疾病ヲ治スベキモノハ功ヲ主トシ敘ヅレバナリ故ニコレノ本草ト名ヅク凡ソ經方ハ毒藥ヲ本トシテコ

レヲ制ス仲景ノ方缺タリトイヘドモ今ノ遺方ヲ以テコレヲ考ルニ穀肉菓菜一物ヲ以テ病毒ヲ攻ムルモノヲ見ス毒藥ト并セ配シテソノ功ヲ取ルニアリ粳米煎湯ノ腹痛ヲ治スルハ葛洪ニ出ツ病毒ヲ除クノ方ニアラズ藥ハ皆毒ト云フモノハ百藥ノ人ノ病毒ヲ毒スルモノヲ以テコレヲ云フ豈他アランヤ嗚呼今海内ノ醫人ニナ我ガ門ノ言ヲ聞ケバ必ズ唇ヲ反シ目ヲ張ル我ガ門ノ説ヲ聞ケバ必ズコレヲ憎ミコレヲ譏

ルコレヲ要スルニコレ皆ツノ本ヲ正スヿヲ得
ザレバナリ滔々トシテ鼓動シテ一是ニコレヲ
詆斥スルヲ以テ事トス噫悲ムベキカナ己レヲ
知ラザルノコヽニ至レルヿ嗚呼醫人ハ姑ラク
コレヲ置ク王公大人學士大夫トイヘ𪜈彼ノ庸
流拙工諂言面諛ノ醫ニ狐媚セラレ君親子孫ヲ
誤ラレテコレヲ知ラザルモノハコレ國家天下
ノ一大鈌事ト云ハザルベケンヤ

醫道二千年眼目編卷之五

明治辛卯三月十有八夜再閲過了

梅軒　岡直義夫

醫道二千年眼目編卷之六

肥後藩瘍醫　邨井杶　著

傷寒雜病論

後漢張仲景著ス所ノ傷寒雜病論ト云名ハ今ノ宋板傷寒論ノ初ニ題シテ傷寒卒病論集トアリテソノ序文ノ内ニハ爲傷寒雜病論合十六卷トアリ又本論第一卷ニハタヾ傷寒論トノミアリ成本及集註モ亦同ジ余按ズルニ卒字ハ必スコレ雜ノ字片傍ノ字ノ誤ニシテ集ノ字ハ蓋序ノ

字ノ訛ナラン且傷寒雜病論トハ仲景ノ手書ヲ云ヘルナラン傷寒論トハ宋ノ治平年中林億等挍正ノ本ヲ云フ然レバ傷寒雜病論十六卷コレ仲景ノ手書ナラン西晉大醫令王叔和撰次スト本論ノ初メニコレヲ題ス然レドコレミナ後人ノ題スル所ニシテ王叔和自ラコレヲ題スルニアラズ叔和ハ字ナリ他人ノ己レヲ美稱スルニ係ル又猶本論ノ初ニ或ハ漢張仲景述宋校ト題シ或ハ漢張仲景著ト題シ或ハ漢仲景張機著王經

ト題シ或ハ漢長沙守張機仲景述金匱要畧ト題スルガ如キ皆後人ノ稱スル所ナリ故ニ王叔和撰次モ亦何レノ人ノ稱スルト云ヿヲ知ルベカラズ又王叔和本論ヲ撰次スルヿモ亦記傳載スル所ナキすハ決シテソノ是ナルヿヲ知ラズタヾ醫家ニコレヲ傳フルマデニテ王叔和ガ撰次ト云フ明錢塘張卿子本論集解ノ序ハ嚴器之ガ作ル所ナリ此説ニ晋大醫令王叔和以仲景之書撰次成叙得テ為完帙トアリ又林億ガ序ニモ王叔和能

學之ト云ヒ張卿子ガ凡例ニモ叔和次為三十六巻ト云ヒ又醫林列傳ト云篇アリ仲景叔和及成無己三人ノ傳アリ叔和ガ傳ニ次張仲景方論為三十六巻トアリ此外見ル所ナシ然レドモ古來相傳ヘテ王叔和ガ撰次ト云フハ十六巻ノ本論ニアラズ三十六巻ノ傷寒論ナリ甲乙經序ニ近代大醫令王叔和撰次仲景選論甚精指事施用トアリ後世王叔和ガ撰次スト云ハ本皇甫謐ガ言ニ出ヅ然レドモ傷寒例ノ言ヲ以テコレヲ觀レバ叔和

自謂リ今搜採仲景舊論又脈經序云仲景明審亦候形證ト云ツテ屢《シバ》く仲景ヲ稱ス此數說ニヨレバ仲景ノ本論ヲ搜採シテコレヲ撰次シ又己レガ言ヲツノ間ニ編次スルヿ知ヌベシ王叔和以後ノ人一人モコレヲ知ルモノナシ其故如何トナレバ仲景ノ治療方法ミナ秦越人ガ法ニ相ヒ符合ス蓋コレ古疾醫ノ法言方術ナラン叔和コレヲ知ラズ己レガ家學家技ノ承クル所素靈ト太倉公ガ意ニヨツテ仲景ノ書ニ攙入傅會シテ已レ

ガ言ヲ妄添セリ於是傷寒雜病論十六卷ヲ撰ビ己レガ言ヲ以テコレニ次ギ合セテ三十六卷トナスコレヨリ世ノ醫書ト一切異ナルコトナク又己レガ脈經ノ意ニモ符合シ又素靈難經等ノ理ト毫モ異ナラザル樣ニ添削スルモノト見ユ況ヤ又序ニ乃チ勤テ求古訓博採衆方撰用素問九卷八十一難陰陽大論胎臚藥錄并平脈辨證爲傷寒雜病論合十六卷トアル語ニヨツテ當時ノ醫人滿天下ノ人以爲仲景傷寒論ハ如此モノナリト故

ニ唐朝ニ至ッテ彼ノ所謂名進士ト呼ヒ俊傑士ト稱スル孫思邈スラ叔和ガ妄添攙入ヲ辨別スルヿ能ハス一是ニフノ言ヲ取ッテ以テ仲景ノ言トス王燾ガ外臺秘要ヲ輯ムル時ニ當ッテ十六卷ノ本已ニ亾ビテ叔和ガ三十六卷ノ本ノミ存ス故ニ王燾ガ取ル所ミナ叔和ガ本ナリ小註ニ出第幾卷中ト云フモノ十六ヨリ下三十卷ニ至ル王燾醫者ニアラズタヾ醫方ヲ喜ブモノナリ故ニソノ書タヾ廣ク輯メ博ク採ルヲ以テ旨トス

故ニ仲景ノ方ヲ取ルモ叔和ガ旨ニヨリ或ハ千金方及翼方ニ取ル所ノ仲景ノ方モ亦コレヲ孫思邈ガ方トスコレ醫ノ道ニ於ケルソノ眼目ナキヲ以ナリタヾ王燾ハ方ヲ採ルヿ博キヲ以テソノ功トス山脇東洋先生外臺秘要ノ書ヲ稱シテ畜方府庫トス誠ニ然リ然リトイヘドモ他ノ諸方書ヲ亾スモノハ燾ナリ此書一タビ出テヽ諸家ノ方書遂ニ傳ハラズ燾ハ功罪相半ヒスト謂フベシ此時ニ當ツテ仲景ノ書ノ存スルヿ縷ノ如

シ叔和ガ本モ亦從ッテ亡ブ唐宋ノ際天下ノ醫
人傷寒論ト云モノヲ讀ムモノナシソノ書モ亦
天下人間決シテコレアルコトナシ宋ノ時儒臣ニ
命ジテ醫書ヲ校定セシム林億ガ傷寒論序ニ曰開
寶中節度使高繼沖曽編錄進上ス其文舛錯未ダ嘗テ考正
歷代雖藏之ヲ書府亦闕於讎校是使治病之流舉天下
無或知ル者トアリ開寶ハ宋ノ太祖ノ即位ヨリ九
年ナリ開寶元年戊辰ヨリ治平元年甲辰マデ九
十七年ヲ經テ二年乙巳英宗乃チ儒臣ニ命ジテ醫書

ヲ校定セシム林億序曰先ツ校定シ傷寒論ヲ次ニ校定シ金匱玉函經ヲ今又校成ス此書ヲ　金匱要略序　トアリ治平三年ニ終ル此間九十七年タヽ此書一本ヲ御府ニ藏スすハ天下ノ醫人此三書ヲ見ルモノアルコトナシ林億又曰但此經自晉以來傳之既久方證訛謬辨論不倫歷代名醫雖學之皆不得彷彿惟孫思邈麤《ホボ》曉其旨亦不能修正之況其下者乎　玉函經序　此説ニヨツテコレヲ觀レバ王叔和以後一人モコレヲ修正スルモノナシ故ニ林億又曰仲景所著論

其言精而奥其法簡而詳非淺聞寡見者所能及自仲景于今八百餘年惟王叔和能學之其間如葛洪陶景胡洽徐之才孫思邈輩非不才也但各自名家而不能修明之隋巣元方嘗謂仲景義最玄深非愚淺能解（病源候論三十八）孫思邈亦謂傷寒熱病自古有之名賢濬哲多所防禦至於仲景時有神功尋思旨趣莫測其致所以醫人未能鑽仰ニナ林億ガ説ト同意ナリ然カレバ王叔和ヨリ孫思邈ニ至ルマデ三百餘年ノ間醫者ソノ人ニハ乏シカラザレ

醫道取目編　卷之六　六

ドモ仲景ノ義ニ於ヒテ能クコレヲ解スルモノア
ルヿナキヿコレヲ以テ推シ知ルベシ唐玄宗天
寶十一載外臺秘要ノ書成ルコレヨリ仲景ノ書ノ
遺篇殘簡已ニ亾ビ叔和ガ三十六卷ノ本モ亦從
ツテ廢ス天寶十一載ヨリ宋ノ治平二年マデ已
ニ三百十三年ニ至ル此間ノ醫人ハ仲景ノ書ノ
諸書ノ內ニ散在スルモノヽミヲ見テタヾ仲景
ノ遺書ヲ見ルモノナシ何ゾソレ仲景ノ眞面目
ヲ見ルヿヲ得ンヤ叔和以來醫術ノ正ヲ知ルモ

ノアルコトナシ古疾醫ノ道何レノ所ニカコレヲ徵シテ以テ別ニソノ規則法度アルコトヲ知ランコレ彼ノ人各々愚昧ナルニモアラズ不知不識代々ノ時好ニ趨ッテソノ邪正ヲ辨別スルコト能ハズタヾ識見ノ一二異ナルコトアルノミソノ徵如何ンコヽニ徵アリ王叔和曰仲景明審亦候形證脈経序コレ仲景ヲ知ラザルノ一ナリ又曰一毫有疑則考校以求驗故傷寒有承氣之戒トコレ又最仲景ヲ知ラザルモノヽ言ナリ夫仲景方法ノ

遺今已ニ存セリ越人ノ病應見於大表ノ二語ト高宗ノ譬喩ニ藥弗瞑眩厥疾弗瘳ノ一言ニヨッテ仲景ノ方法ヲ取リソノ腹候ヲ按シテソノ證ニ隨ッテコレヲ治スルトハソノ疾瘳ヘザルヿナシ故ニ仲景ノ方法ノ規則對病ノ法度コレヲ守リコレヲ取ルトハ仲景ノミ獨明審ナランヤ仲景ノ術ヲ學ブモノハ一人モソノ術ニ明審ナラザルモノアルヿナシコレ亦候形證ト云フベカラズ形證ヲ候フヿ必然ナリト謂フベシ仲景ト

イヘドモ形證ヲ候ハザレバソノ病ヲ治スルヿヲ得ズ形トハ内ノ病應ノ大表ニ見ルヽヲ候フナリ證トハソノ腹肚ヲ診シテ其證ニ隨フトナリ内候コレヲ腹肚ニ診察セズンバイヅクンゾ毒ノ著ク所ヲ知ランヤソノ毒ノ著ク所ヲ知ラズンバ何ヲ以テソノ方ソノ證ニ對シソノ規則ニ據ルヿヲ知ランヤソノ方ソノ證ニ對シソノ規則ニ據ルヿヲ知ルモノハ承氣湯ノ證アレバ乃承氣湯ヲ施ス又何ゾ惑ハンヤコレ仲景ノ敎ニ所

謂觀其脈證隨證治之コレナリ何ゾソレ承氣湯ノ證ナキニ承氣湯ヲ施スノ理アランヤ叔和已ニ仲景ノ規則ヲ知ラズ淳于意ガ流ニ漂ヒ素靈ノ理ニ眩セラレテ脈診ノ一ニ惑フテ妄意ニ捜採仲景舊論錄其證候診脈聲色對病眞方有神驗者擬防世急也ト云ヘリ抑今私竊ニ叔和ガ此語ヲ按ズルニコレ蓋叔和嘗テ仲景ノ傷寒論ノ證候診脈聲色ノ已レガ意ニ得ルヿアルノ方法ヲ捜リ採リテ已レガ治療スル所ノ疾病ニ對スル

所ノ方ノ神驗アリト思ヘルモノヲ取ツテ以テソノ時ノ急證卒病ヲ防クニ擬セルモノナリ乃コレヲ世ノ醫書素問九靈難經或ハ淳于意ガ診錄ニヨツテ仲景ノ書ニ附會妄添シテ遂ニコレヲ三十六巻ノ醫書トナシ自家ノ傷寒論トナスモノナリソノ六經八篇ヲ分割シテソノ本論ニ附スル所ノ篇目盖左ノ如シ

痙濕暍一　霍亂病二　陰陽易三　差後勞復四

不可發汗五　可發汗六　發汗後七　不可吐八

方二十九

右金匱玉函經

藏府經絡先後 三十 雜療 三十一 禁忌 三十二

右金匱要略

凡金匱要略百合狐惑陰陽毒ヨリ婦人雜病マテ二十篇總三卷コレ必三十六卷每篇篇ヲ分ツテコレニ本論六經六篇ヲ加フル寸ハ大氐三十六卷ノ數トナル金匱要略本篇ハ本六經ノ内ニアリ諸證病門十七篇及婦人病三篇以上ノ雜證及

婦人病ノ諸篇脉經ニハ上ニ平ノ字ヲ冠ラシメ
ヲ二卷二十四篇トス大氐金匱要略ト大ニ同シ
ク少ク異ナリタリ每篇出入アルノミ弁覧テ互
ニ相發明スベシ又按ズルニ外臺秘要第六霍亂
臍上築方內云四逆吐少嘔多者附子粳米湯主之
小註云出仲景傷寒論第七卷中ト今此方金匱要
略上卷腹滿寒疝宿食第十ニ出ツ是蓋此方ハ本
傷寒中霍亂臍上築而四逆腹中雷鳴切痛胸脇逆
滿吐少嘔多者主之ナラン又厚朴七物湯今本論

中見ル所ナシ外臺秘要第七心腹脹滿方門ニ出ヅ千金方ノ方トス云主腹滿氣脹小注云此本仲景傷寒論方出第十六卷トアリ金匱要略上卷腹滿寒疝宿食第十腹滿發熱十日脉浮而數飮食如故者厚朴七物湯主之トアレバ必コレ太陽病十日腹滿發熱脉浮而數飮食如故者主之ノ方ナリ外臺秘要第八深師附子湯療氣分心下堅大如盤邊如旋杯水飮所作此方法今金匱要略中卷水氣病篇內ニ出ヅ外臺秘要小註云仲景傷寒論名桂

枝去芍藥加麻黃細辛附子湯並出第二十二卷中又次枳實白朮湯小註云此本仲景傷寒論方出第三卷中由此觀之今ノ金匱要略ノ諸病名ノ證ハ仲景傷寒中ノ雜病證ヲ治スル方法ナリ後王叔和コレヲ撰次捜採シテ雜病篇トナセルモノナランコレヨリ傷寒六經ノ證別ニコレヲ編次シテ雜證ハ又別ニコレヲ撰用編次スルモノナリ乃三十六卷ノ内ナリ今ノ脈經ノ八九ノ卷コレナリ又痓濕暍篇首曰傷寒所致太陽病痓濕暍此

三種宜應別論以爲與傷寒相似故此見之又不可
發汗篇首曰夫以爲疾病至急倉卒尋按要者難得
故重集諸可與不可方治比之三陽三陰篇中此易
見也又時有不止是三陽三陰出在諸可與不可中
也コレ乃叔和ガ附會スル所ナリ又不可下篇首
ニ三關ノ脉ヲ說キ又動氣ヲ候フノ法アリコレ
全ク叔和ガ語ナリ況又篇內ニ四言五言ノ韻語
アリフノ韻ヲ押スル全クコレ晉人ノ韻ナリ皆
通韻ヲ用ユ張卿子曰脉濡而緊四字爲韻自是一

首漢人ノ古詩ト今ソノ押韻多クハ通韻ヲ用ユ元寒刪先ノ四韻ヲ通シ用ユ全ク東西兩晉ノ押韻ニシテ漢魏ノ體ニアラズ有眼ノモノ必コレヲ知ランコヽユコレヲ辨ゼズ此諸徵ニヨレバ六經病篇ノ中今ノ金匱要略ノ諸雜證ヲ攝シテコレヲ見ツベシ縱令ソノ攙入附會ノ多キモコレヲ今日日用治療上ノ事實ニ施シテコレヲ見ル寸ハ玉石分明涇渭自別仲景ノ眞面目覿然トシテ一堂上ニ相見ルベシ十六卷ノ篇目ト三十六

巻ノ篇目ト已ニ亾ビテ傳ハラズ今ノ傷寒論ト
云フモノハ十六巻ノ本ト叔和撰次編錄ノ三十
六巻ノ本トノ遺編殘簡或ハ王燾ガ手ヨリ出テ
或ハ諸家ノ藏ス所ヨリ得テコレヲ傳來スルモ
ノナラン八百餘年ノ間コレヲ脩明スルヿ能ハ
ザレバツノ全本ヲ藏スモノアルヿナシ林億ガ
所謂伹谷自名家而不能脩明之伹王叔和能學之
トハコレヲヨク撰次シタルヲ云フツノ今日日
用ノ事實ニ施シ得タリト謂フユハアラズツノ

後開寶中節度使高繼冲曾ヲ編錄進上ス其文理舛錯
未嘗考正ト云フモノハ蓋シ仲景ノ全本ト叔和
ガ本ト錯雜シタル本ナラン繼冲醫者ニアラズ
但コレヲ得テコレヲ編錄進上スルモノナリ金
匱玉函要略方ト云フモノモ亦此二本ノ殘缺セ
ル者ナラン翰林學士王洙在館閣日於蠹簡中得
金匱玉函要略方三卷上則辨傷寒中則論雜病下
則載其方幷療婦人此說ニ據レバ是今ノ金匱玉
函經ト金匱要略トヲ幷セタル本ナラン今ノ要

略ニ上ニ辨スル傷寒ヲナク下ニ載スル其方ヲナキキハ益々
知ル別ニ是一部ノ傷寒雜病論ナルヿヲ余竊ニ
按ズルニ本コレ金匱玉函經ト云フ者ハ經文ニ
名ク金匱要略方ト云フ者ハ惟其方ノミヲ錄
スルモノナラン金匱玉函トハコレ仲景ノ方法
金玉スルノ稱ニシテ本コレ傷寒雜病論ナリ夫
上則ハ辨スル傷寒ヲトハ今ノ玉函經六經八篇ナリ中ハ則
論ズル雜病ヲトハ今ノ金匱要略ノ雜病證ナラン下ハ則
載スル其方ヲトハ本論ノ百十三方ト金匱要略ノ二百

六十二方ノ重複ヲ除テコレヲ一部ニ載スルコト今金匱玉函經ノ第七第八卷ノ如クナルモノナラン并ニ療ス婦人ヲトハ今ノ金匱要略ノ下卷ノ第二十第二十一第二十二ノ三篇ノゴトクナルベシ雖然王洙コレヲ蠹簡ノ中ニ得ルヲ以テ殘缺ノ遺編甚タ識別シ難シ故云或有證而無方或有方而無證救疾治病其未タ備コレヨリ以前已ニ十卷ノ傷寒論ヲ得ヲ菽麥不辨シテ叔和ガ妄添攙入ト倶ニ挍定シテ上ノ辨傷寒ト下ノ載其方トヲ

除ヒテ又分ツテコレヲ上中下三巻トナシテ今ノ金匱要略ヲ編次セリ故ニ云今又挍成此書仍以逐方次於證候之下使倉卒之際便於檢用也トアルハコレ此書ヲソノマヽニコレヲ挍定スルニアラズシテコレヲ挍索シテ一書ト成スモノナリコレ孫奇林億高保衡ガ手ニ成ルノ書ナリ故ニ又云以其傷寒文多節略故取自雜病以下終於飲食禁忌凡二十五篇除重複合二百六十二方勒成上中下三巻依舊名曰金匱方論此説ニヨレ

醫道眼目編　巻之六　十五

バ全ク三臣ノ手ニ勤成スルモノナリ三臣醫人ニアラズ何ゾ醫ノ方法ノ秘奥ヲ知ランヤ知ラズシテコレヲ校正勤成スコレ仲景ノ遺書又再タビ凌夷スル所以ナリ且ツ彼ノ人又採散在諸家之方附於逐篇之末以廣其法ト云ヘリ今本逐篇ニ採ル所イ千金方及翼方外臺秘要ノ中ニアル所ノ方アリ又或ハ和劑局方ノ中ヨリ採ルモノアリ校索ヲ歴ルヿ少ク定正スル所ナシ嗚呼惜ムラクハ王洙ガ得ル所ノ本全然トシテ存ス

ルコトアラバ又古本ノ意モ亦存スルコトアラン夫宋朝儒臣ニ詔シテ高保衡孫奇林億三人ヲシテ醫書ヲ校正セシム先校張仲景傷寒論十巻（本論序云）次校定金匱玉函經（金匱要略序云）今又校成此書（同上）トアルハ今ノ金匱要略コレナリコレ高繼沖ガ編錄ノ本ナリ今ノ宋校ト云モノコレナリ先ヅ出ヅルヲ以テコレヲ傷寒論トノミ名ヅク次ニ玉函經出ヅコレ與傷寒論同體而別名金匱玉函名取寶而藏之之義也トアリコルヲ金玉ニスルノ意

醫道聯目編　卷之十

ナリ尊尚ノ至リナリ王叔和雖博好經方其學專于仲景是以獨出於諸家之右仲景之書及今八百餘年不墜于地者皆其力ナリト云ヘリコレ實ニ然リ然リトイヘドモ叔和當時傷寒論ヲ撰次シテヨリ仲景ノ手書已ニ亾ブ若シ然ラズンバ全然トシテコレヲ後世ニ傳ンコヲ然レバ叔和ハソノ功三分シテソノ罪七分ナランカ必ズソノ故アラン夫叔和ハモト淳于意ガ流ノ陰陽醫ノ道ヲ傳得テ素靈八十一難等ノ遺欽依託ノ書ヲ宗

トシテ博好ム經方ヲモノナリコレニ加フルニ己モ
ト脈理ヲ喜ブ三國擾亂ノ餘醫藥ノ書秦火ヲ避
クトイヘドモ後漢獻帝ノ遷徙ニ遭ヒ西晉懷帝ノ
奔迸ニ遇フテ文籍焚靡シテ天下ノ書千ニ一モ
遺サズトアレバ叔和ソノ後ニ生レテ素靈八十
一難殘缺ノ書ノ外偶仲景ノ書ヲ得テコレヲ讀
ムノミニシテ我家伎ノ受クル所トソノ旨趣ノ
同ジカラザレバ怪マザルコトヲ得ンヤ於是己ガ
意ニ任セ我ガ臆ニ取リ私竊ニ素靈八十一難ノ

理ヲ以テ強ヒテ仲景ノ書ヲ撰次編集シテ遂ニ三十六巻一部ノ醫書トナセリ前ニ云フ如クソノ篇目今或ハ存スルヿアリ叔和ガ識以テ見ツベシ余故曰叔和ハ陰陽醫ナリ陰陽旺相府藏分配脉色生剋經絡灸生ノ事ニアヲザレバ醫術ニアラズト思ヘリ今仲景ノ書ヲ讀メバ己レガ家伎ヲ承タル古法ニ似ズ故當時別ニ經方ノ書ノ取ルベキナキヲ以テ遂ヒニ仲景ノ書ヲ捜採撰次シヲ三十六巻トナスモノナリ後ノコレヲ見

ルモノ古疾醫ノ道ノ此中ニ存在スルヿヲ分辨スルモノナキ寸ハ仲景ノ眞面目得ヲ見ルベカラズ宋ノ治平以後彫刻頒行シテヨリ成無己コレガ註解ヲ作リテ以後天下ノ醫者コレヲ讀ムモノ悉皆一是ニ王叔和ガ毒ニ醉生夢死シテ二千年來ノ眼目邪説ニ塗ラレテ墨ヽ爾タラザルモノナシ嗚呼タヾ仲景ヲ醫聖方祖ト美稱尊尚スレドモソノ醫聖タルヿ何レノ處ニアルヤ方祖タルヿ何ヲ以テ方祖タルヤ思ハザルノ甚シキ

モノナリ明末清初ニ至ッテ恣ニコレヲ編次シコレヲ刪定シテ宋版ノ舊ヲ失フ叔和モ亦コレガ為メニ亾ボサル噫仲景ノ眞面目又何レノ處ニカコレヲ見ルヿヲ得ンコレ叔和コレヲ二千年前ニ差錯翻亂シ王宇泰方有執程應旄喩嘉言張路玉及清ノ乾隆ノ註二千年後ニ又差錯翻亂スコレ自叔和ガ捜採撰次ト何ゾ別タン叔和嘗謂ラク録其證候診脈聲色對病真方有神驗者夫仲景ノ方悉ク對病眞方ニアラザルモノナシ

叔和ガ捜採撰次セザルノ方或ハ又別ニソノ眞方ノ神驗アルモノアラン然リトイヘドモ仲景タダ垂ル妙ヲ於定方ニ者ナレバ世ノ所謂神妙奇驗ノ方ヲ執ルモノニアラズタダソノ定レル方ヲ執ルコト妙ナルモノナリ故ニ仲景ノ方悉クコレ對病眞方ニアラザルハナシ叔和ガ捜採撰次必ソノ遺漏スルモノアラン千載ノ下コレヨリ惜ムベキモノナシ然レバ叔和ハ仲景門下ノ大罪人ニアラズヤコレ喩昌所謂仲景之道人但知得叔

和而明、孰カ知シヤ其因ニ叔和而墜也哉トハコレナリ程應旄曰醫門之楊墨則王叔和也夫楊墨ハ仁義ヲ以テ孔子ヲ亂ル王叔和ハ傷寒論ヲ撰次捜採シテ仲景ヲ亂ル嗚呼叔和ガ道熄マザレバ仲景ノ道著ハレズ叔和ハ淳于意ガ流ナリ淳于意ハ和緩ガ徒ナリ叔和以來千餘年ノ間天下古今和華夷蠻醫道ノ行ハル丶地叔和ニ私淑セザルモノアランヤ然レバ叔和ハ醫門ノ大罪人ナリ余ガ過論ニハアラズ古疾醫ノ道ヲ斬絕シテ始ンド子遺ナカラシメント欲ス彼レガ搜採撰次ノ外益眞方ノ神驗アル者アランモ亦知ルベカラズ然リト云ヘドモ今存スル所ノ二百餘方ノ外ニ出ザランカ叔和嘗テ本論ヲ撰次スル時攙入スル所ノ方ヲ觀ルトキハ彼レハ徒ニ博ク好ム經方ノ才アルノミナラン今仲景ノ方ト舊論ヲ搜採撰次スル者ハ萬々憎ムベシ後世叔和ヲ以テ仲景ノ忠臣ト稱シ或ハ仲景之書不隆于地者皆其力也ト云ヒ或ハ撰次仲景選論甚精ト云フモノハイマダ

仲景ノ眞面目ヲ知ラザルモノヽ言ナリ叔和一ニ淳于意ガ伎ニ做ッテ彼後世皇甫謐以下孫思邈ヨリ唐宋元明ノ醫人ヲ胚胎スルモノハ叔和ガ所為ナリ今コヽニ數徵ヲ擧ゲテ以テ後世醫人ノ仲景ヲ知ラザル所ノモノニ示サン請フ天下ノ醫人コレヲ試ニミヨ葛洪ガ肘后方序曰余既窮覽墳索以著述餘暇兼綜術數省仲景元化等方又曰余今採其要約以爲肘后救卒三卷然ルニ治傷寒方内ニ於ヒテ仲景ノ小柴胡湯大柴胡湯小

承氣湯赤石脂湯ノ四方ヲ取レリ凡此四方ハ仲景ノ此方ノ證ヲ治スルニ尤モソノ緊要ノ所アリミナコレ前醫ノ誤治ヲ治スルノ方ナリ若又一服コレヲ誤レバ遂ニ壞病トナル豈容易ナランヤ然ルニ洪云三日已上至七八日不解者可服小柴胡湯若有熱實得汗不解腹滿煩躁欲譫語者可服大柴胡湯コレ仲景ノ規則ト似テ非ナルモノナリ況ヤ又大小柴胡湯ノ効ヲ奏スルノ妙要ハ再煎ノ法ニアリ然ルヲ洪コレヲ知ラズタヾ煮

テコレヲ服セシム豈ソノ効ヲ奏スルノ理アラ
ンヤ又天行四五日大下熱利若下瘀血不止者亦
石脂湯ヲ用ユ又前證ニシテ若大便堅閉令利者
ニ小承氣湯ヲ用ユ右ノ二方ハ方銘ヲ銘セスト
イヘ𪜈亦仲景ノ方ナリ以上ノ四方豈ソレ洪ガ
説ニ因テコレヲ施スノ法アルヿヲ得ンヤ四方
ミナ其證備ラザルヿナクシテ苟モ洪ガ語ニヨ
ッテ此四方ヲ施サバ病人ヲ誤ラザルヿナカラ
ンヤ又懼ルベキノ甚シキナラズヤコレ艾晟ガ

所謂茲何異操矛而刺人於衽席之上哉若或ハ後世醫人ノ洪ガ言ニヨルモノ後世病人ヲ殺スヿ又幾千萬人ト云フヿヲ知ラズ嗚呼醫人ノ一語一方人ヲ萬世ノ下ニ誤ルヿ豈大ヒナラズヤ戒愼セズンバアルベカラズ由此觀之洪ハ毫モ仲景ノ方法ヲ知ルモノニアラズコレソノ徵一ナリ皇甫謐曰仲景論廣伊尹湯液爲數十卷用之多驗近代太醫令王叔和撰用仲景遺論甚精指事施用ソレ皇甫謐ハ仲景ノ時ヲ去ルヿ四五十年ノ

間ノ人ナリ又王叔和トソノ年代先後アリトイヘドモ大氏同時ノ人ナルベシ此時仲景ノ手書或ハ存スルヿアラン謐コレヲ覽テ仲景ノ書トシ又コレヲ用ヒテソノ驗アリト云然レドモ仲景ノ方法ノ一〻古疾醫ノ道タルヿヲ知ラズ故ニ純一ニコレヲ執ルヿヲ知ラズシテマヽコレヲ用ヒタルモノヽマ子ス故曰用之多驗ト彼如何ゾソノ驗アルヿヲ知ランヤ彼タヾ叔和ガ撰次攙入搜採妄添ノ書ヲ覽テ以爲クソノ選論甚精ト彼又

云指事施用ト吾ハ信ゼズ甲乙經痙病篇ニ仲景ノ說ヲ引クソノ中タヾ葛根湯ノ一方ヲ載スコレ謚ガ仲景ノ書ヲ讀得ザルノミナラズ又ソノ方ヲ執リ得ザルヲ以テ仲景ノ書ハ叔和ニ論定スト思ヘリ邪正錯雜スレドモ何レカ非何レカ是ナルヿヲ知ラズ嗚呼謚スラ如此然ルすハ二千年ノ久シキ朦々昧々トシテ一人モコレヲ知ラザル所以ナリ叔和同時ノ人ニシテコレヲ知ラズ況ヤ今代ヲヤ況ヤ吾邦ニ於ヒテヲヤコレ徵二

ナリ陶弘景ハ葛洪ヲ尊信スルモノナリ嘗テ洪ガ肘后方ヲ增搆成篇或補葛所遺ト云ッテ肘后百一方ヲ撰次セリ佛説ノ一百一病ノ説ヲ主張シテコレヲ醫治ニ取レリ性タヾ本草ノ學ヲ喜ブトイヘドモ本コレ服餌ノ為メニシテ醫藥ヲ未トス別錄ノ説コレヲ見ルベシ謐嘗謂ヘリ惟張仲景一部最為衆方之祖又悉依本草但其善診脈明氣候以意消息之爾トソレ仲景ノ方ハ今ニシテコレヲ見レバ衆方ノ祖タリ然レドモ仲景以上

ノ方ツノ傳湮滅スレバ仲景ノ方ヲ以テ祖トセザルヿ能ハズ凡ツ方ハ藥ノ藥タルヿヲ知ツテコレヲ制スト云ヘドモ藥ノ毒タルヿヲ知ラザレバ病毒ニ應ズルノ功ヲ奏スルヿ能ハズコレ悉ク古ノ本草ニ依ラザルハナシ今ノ方ハシカラズ上中下ノ品ニヨツテ方ヲ制スルヿヲ主トスソノ毒ニ毒スルノ方アルヿ少シ然レバ仲景ノ方ハ仲景自ラコレヲ制スルニアラザルベシコレ蓋古來相傳ノ方ナラン法モ亦然氣候ノ事ハ仲景

ノ法ニ於ヒテ見ル所ナシ診脈ノ一事ハマヽコレヲ取ル所アレドモ以意消息ス之ヲ事ハ仲景ノ方法治術ニ於ヒテ決シテコレヲ見ル所ナシコレモ亦弘景ガ備急ノ小方ニ取リテ大方ノ治術ニ明ラカナラザルガ故ニ此言アリ仲景豈病ヲ治スルニ己レガ意ヲ以テコレヲ消息センヤ觀其脈證隨證治之コレ仲景ノ術ノ至レル所ナリ今弘景醫者意也ノ説ニ惑フテ仲景ヲ觀ルモ仲景ノ仲景タルコヲ觀ルコ能ハズ是徵三ナリ隋ノ大

業年中巣元方病源候論ヲ著スソノ婦人ノ候ニ謂ヘリ仲景義最モ玄澹非二愚淺能ク解一スル所トアレバ元方モ亦仲景方法ノ義ハ決シテコレヲ解シ得ザルモノナリコレ謙辭ニ似タリトイヘドモ實ハコレヲ解シ得ザルナリ故病源ノ一書專ヲフノ源ト因トヲ候フノ義ヲ說ヒテ全ク素靈ノ意ニ取レルモノナリ一モ方法ノ義ヲ說クモノナシコレ隨證治之ノ旨ヲ知ルコナケレバナリ然レバ元方ガ如キハ仲景ノ方法ヲ以テ其義最玄深ナ

醫道眼目編

リトシテコレヲ高閣ニ束ヌルモノナリソレ仲景ノ方法ハコレヲ執ツテ今人ノ病ヲ治スルノ方法ナリ仲景故云觀其脈證隨證治之トコヽヲ以テソノ人脈浮緩頭項強痛發熱惡寒或惡風鼻鳴乾嘔スルヿアレバ仲景ソノ脈ヲ診シソノ證ニ隨ツテコレヲ治スコレヲ桂枝湯主之ト云主之トハソノ主證主方ナレバナリ桂枝ハ上衝ヲ治ス頭痛惡風惡寒發熱コレミナ病毒ノ上衝ヲリ鼻鳴乾嘔モ亦上衝ニヨツテ發ス桂枝ヨクコ

レヲ治ス頭項强痛或ハ頭痛或ハ此證劇フシテハ骨節身體ミナ疼痛スルモノハ必拘急拘攣スルヿアリ芍藥コレヲ治ス甘草ハ毒ノ急ヲ緩フス頭項强痛以下ミナ病ノ急ニ迫ルノ證ナリ甘草ヨクコレヲ治ス大棗ノ攣急ヲ治スル頭項强痛身體疼痛骨節疼痛スレバ必攣引拘急ス甘草トカヲ合セテコレヲ緩フス生薑ハ嘔家ノ聖藥故ニ乾嘔ヲ治セント欲シテ生薑ヲ加フ如此仲景ノ方ハ執リ易キノミ諸方ミナ此例ヲ

醫道二千年眼目編　卷之六

以テコレヲ推シ知ルベシ何ゾフレコレヲ其義最玄深ト云ハンヤ知ラズシテコレヲ云ヒ知ラズシテコレヲ尊フコレコレヲ高閣ニ束ヌト云フヘキノミコレ徴四ツナリ孫思邈ガ仲景ヲ知ラサル又傷寒論ヲ讀ミ得ザル前條已ニコレヲ辨ズ千金方ニ仲景ノ方ヲ取ル決シテ仲景ノ意ニアラズ又仲景ノ語ニアラサルモノヲ取ツテ以テ仲景ノ語トス叔和ガ攙入ヲ辨別スル不能ハズ翼方ニ至ツテハ叔和ガ意ニヨツテ方證同

條比類相附而メ謂ヘリ至於仲景時有神功尋思旨趣莫測其致所以賢人未能鑽仰トコノ言實ニ然リ今翼方傷寒ノ部ヲ見ルニコレイマダ仲景傷寒論ノ意ヲ解シ得ルヿ能ハズシテタヾ叔和ガ意ニヨツテコレヲ謂ヘルモノナリ故曰嘗見大醫療傷寒惟有大青知母等諸冷物投之極與仲景本意相反湯藥雖行百無一効傷其如此遂披傷寒大論鳩集要妙以為其方行之以來未有不驗舊法方證意義幽隱乃令近智所迷覽之者ソレ思邈

ハ隋唐ノ際ノ人ナリ此言ニヨレバ當時仲景ノ方法アリトイヘドモ亦此キガ如シ大醫ト稱スルモノ皆ソノ旨趣ヲ失ツテ恣ニ意ヲ以テコレヲ測リタヾソノ本草ノ邪説ニ惑フテ我ガ臆ヲ以テ随意ニ藥方ヲ制スルモノナリ阮河南范東陽殷苗靳邵ガ經方ノ如キコレナリ今外臺秘要ニ畜フル所ノ方ミナ是ナリコレ方アツテ法ナキノ術ナリ大青知母等ニハ論ナシ百藥ミナ道術仙方ノ意ヲ取ラザルハナシコレ所謂今以至精至

微之事求之至麁至淺之思豈不殆哉然レバ思邈ガ時仲景ノ方法湮滅不行思邈コレヲ傷ンデ仲景ノ方法ヲ取ラント欲ス遂ニ云フ傷寒大論ヲ披キソノ要妙ヲ鳩《アツ》メ集ムト然リトイヘドモ仲景ノ方法意義幽隱造次難悟中庸之士絶而不思故使閭里之中歲致夭枉之痛遠想令人慨然無已トアレバ隋唐ノ際トイヘドモ傷寒論ヲ讀ムモノナシ思邈獨コレヲ讀ムトイヘドモ亦コレ王叔和撰次ノ本ニシテ仲景ノ全本ニアラズ故ニ千金方

傷寒ノ部ニ發汗吐下ノ法ヲ立テ、仲景ノ方ヲ取レドモソノ法則ナク前後錯雜吐下混淆ソノ法ヲ取ルニ所ナシ多クハコレヲ辨ズルニ遑アラズ有眼ノ者コレヲ分別センコレ徵五ナリ思邈仅前說ニ因ッテ謂ヘラク若病已成可得半愈病勢已過命將難全ト此說甚畏ルベキノ至ナラズヤ思邈又嘗謂至於仲景時有神功尋思旨趣莫測其致コレ仲景ノ方法ヲ知ラズ叔和ガ毒ニ酔ヘルモノナリ故ニ千金方醫學諸論ノ内仲景ノ語ヲ舉クルヿ多シコレミナ叔和ガ言ニシテ仲景ノ語ニアラズ實ニ叔和ガ撰次ノ傷寒論ニヨレルヿ明ラカナリコレ思邈今仲景ノ方法ト叔和ガ攙入トヲ辨別スルヿ能ハズ古疾醫ト陰陽家ノ醫トソノ道ト術ト二ツアルヿヲ知ラザレバナリ嗚呼叔和ガ仲景ノ方法ヲ知ラズ疾醫ノ道ヲ以テ陰陽家ノ醫術ニ混ズル前條已ニソノ徵ヲ舉グコレモト葛洪皇甫謐陶弘景三人叔和ガ跡ヲ踏ンデコレニ混ズルニ仙家道術ノ邪術ヲ以テ

我醫道ヲ唱フ隋ニ至ッテ巢元方コレヲ分辨スルヿ
能ハズ遂ニ孫思邈ニ至ル思邈又コレニ加フル
ニ佛道二家ノ說ヲ以テ混雜シテコレヲ說ケリ
故ニ盧照隣嘗贊孫思邈曰道洽古今學通術數高
談正一則古之蒙莊子深入不二則今之維摩詰也
天下ノ醫道三派四派トナル古疾醫ノ道コヽニ
至ッテ烏有トナル又何ヲカ云ハンコレソノ徵
六ナリ宋朝ノ醫人ニ至ッテ傷寒論ノ書アルヿ
ヲ知ルモノアリトイヘドモ目一タビコレヲ見ル

ヿ能ハズ治平已後始メテコレヲ見レドモ天下ノ醫道已業ニ邪說ヲ以テ成就ス素問九靈ノ學已業ニ錮ス別ニソノ治療手段アルヿヲ聞カズ今我東洞翁此日本萬里ノ外二千年ノ下ニ生レテ此大眼目ヲ開ヒテ仲景ノ傷寒論再ヒ仲景ノ傷寒論トナル古疾醫ノ道コヽニ於ヒテ明ラカナリ正道正術又コレヨリ起ラン余ガ如キソノ末學晩生ノ後ニ居テ此古疾醫ノ道ヲ見ルヿヲ得ルモノハ有ルヿノコレアルニアラズ實ニコレ

浮木龜ノ千年ニシテ始メテ日光ヲ見ルガ如シ豈ニ研究勤勉シテコレヲ脩明ニシ東洞ヲ萬世ノ下ニ蘇生セシメテ萬世ノ下ノ萬民ノ疾苦ヲ驅リ除ヒテ安樂ノ地ニ就カシムルコトヲ心トセバ東洞獨リ蘇生スルノミナラズ仲景モ亦再ヒ此世ニ生レテ笑ヲ含ンデ我ガ輩ニ謝センノミ然ラバ二千年來ノ醫人ノ治療スル所ノ病人ハ皆コレ非命ニ死セリトスルカ若シ人疾病アリテ不盡サ人事ヲ不得正治ヲ而後死者ハ可不謂其死非命ト乎哉不

可不慎矣然ルニ秦越人次張仲景亦次シテ王叔和斯術ヲ亂ル於是疾醫ノ道亡ビテ興ラズ叔和ヨリ以來天下古今ノ醫人或ハ一ヲ知ッテ二ヲ知ラズ二ヲ得テ三ヲ得ズ范洋トシテソノ津涯ヲ知ラズ或ハ素靈ノ事ニヨッテ一ヲ以テ二ヲ推シ或ハ素靈ノ一言ヲ述ベテ二ヲ取ッテ三ヲ造ル實ニ聖人ノ制作ニ比ス家々人々皆自ラ聖賢トナル宋朝ニ至ッテ極ル宋徽宗ノ朝天下ニ敕シテ俗間ノ經方ヲ集メテ聖濟總錄ノ舉アリ

ナヲ王燾ガ外臺秘要ヲ集ムルガゴトシ又太平
惠民和劑局方ヲ作ル大觀中又聖惠方アリコレ
ヨリ醫術第二第三ニ墜ツ又傷シカラズヤ朱震
亨ツトメテコレヲ闢クトイヘドモ亦唯ソノ藩籬
ノ中ノ争ヒニシテソノ辨別正ニ歸スルノ論ニ
アラズ余ヲ以テコレヲ觀レバ眞ノ醫道醫術ナ
キヿ已ニ二千餘年ニ至ル仲景嘗謂哀哉烝民枉
死者半可謂世無良醫孫思邈モ亦コレヲ謂ヘリ
然レバ王叔和以來諸醫ノ案記診籍ニ載スル所

ソノ治方ヲ得テ其病愈ト云フモノアレドモ吾ハ信ゼズ今ソレ後世ノ醫方ヲ執ルモノ、病ヲ治スルヤコレヲ以テコレヲ觀レバ治スルモノハソノ病自ラ治シ治セザルモノハ治セザルニアラズヤ凡後世ノ病ヲ治スルト云フモノハソノ治スルニアラズコレ病毒ノ靜ナル時ナリコレヲ見テコレヲ愈ユト云實ハコレ病毒ソノ窠窟ニ沈ムノ時ヲ云フ嗚呼コレ天下古今ノ人ノ疑フ所ナリ然ルニ余今東洞ノ言ヲ祖述シテ獨コレヲ言フ天下ノ人孰レカコレヲ信センヤ誠ニコレヲ信ゼザルコレ其由ナリ然リトイヘドコレヨリ後我ガ術大ヒニ天下ニ行レ人々我ガ治ヲ得テソノ病愈ルノ後ソノ妻ノ竭キルヿヲ知リ又ソノ人ノ常ニ復スルヿノ尋常ノ平愈ニ異ナルヿヲ知ラバ余又炙シテ後此方又大ヒニ天下ニ行ハレン今醫ノ術ト我ガ門ノ術ト並ビ行レ世人ソノ適實ノ治驗ノ歴然タルヿヲ見バ二千年來ノ人ノ狂炙スルヿアルヿヲ知ランコレ中々

一朝一夕ノ故ニアラズ余ガ此言ヲ聞カバ天下ノ人唇ヲ反シ舌ヲ吐ンソノ人數年ニシテ余ガ言ノ過論ニアラザルコヲ知ラン此時ニ當ツテ仲景又世ニ出テ東洞翁蘓生シテ咲ヲ含ンデ天ノ醫人ニ謝センコレコレヲ二千年來ノ眼目ヲ開ヒテ仲景ノ傷寒論ヲ讀ムト謂フベキノミ

金匱要略

傷寒論序古來相傳ヘテ仲景ノ自序トス然レドモ今ソノ事實文章ヲ考フルニ決シテ仲景ノ手書ニアラザルコト余ガ言ヲ俟タンヤ何ゾ又多クコレヲ辨ズルニ遑アキアランヤソノ中傷寒論合十六卷トアルヲ以テ古來相傳ヘテコレヲ仲景ノ手書トイヘドモ叔和コレヲ撰次スルノ後ソノ本已ニ亾ブ又十六卷ナリヤ否モ亦知ルベカラズ叔和コレヲ撰次シテヨリ又三十六卷トナス

ソノ附會妄添以テ知ルベシソノ三十六巻ノ本ハ王燾外臺秘要ヲ輯ムル時マデハ存セリト見ユレド十六巻ノ本ハ此時已ニ亾失シテ傳フルコトナシコレヲ要スルニ十六巻ノ本モ三十六巻ノ本モタヾ書寫シテコレヲ傳フルコト僅々數本ニ過キズコレヲ藏スノ家少フシテ醫人コレヲ讀ムモノ天下最モ希レナリ六朝隋唐ノ際天下擾亂多年墳典書記焚靡紛失スルモノ多シ儒者又多僞書ヲ造ル醫人コレニ倣フモノアリ仲景ノ遺

書存スルコト縷ノ如シ宋ノ初タヾ一本ヲ御府ニ藏スコレモ亦ソノ全本ニアラズ前ニ記スル所ノ如シ孫奇ガ金匱要略ノ序曰張仲景爲傷寒雜病論合十六卷雜病未見其書或於諸家方中載其一二矣翰林學士王洙在館閣日於蠹簡中得仲景金匱玉函要畧方三卷上則辨傷寒中則論雜病下則載其方幷療婦人乃錄而傳之士流才數家耳トアリコノ序宋ノ英宗ノ敕ヲ奉ジテコレヲ制スマタ此時傷寒論金匱玉函經モ亦同ク敕ヲ奉シ

テ校定ス此三書ノ校定高保衡孫奇林億等三人ノ手ニ出ヅ治平二年英宗ノ旨ヲ奉シテ又鏤版施行ス コレニ預カルモノ范鎮趙槩歐陽修曾公亮韓琦郭直卿孫準何宗元盛僑鄭穆胡宗愈王存劉摯孫固范純仁呂大防ノ諸儒大臣凡十六人ナリタヾニ此三書ノミナラズ李唐以上ノ醫書ミナ一時ニ校定セシムル實ニコレ宋朝一代ノ盛擧ナリ然カリトイヘドモ王洙高繼冲カ得ル所ノ二本ミナコレ蠹簡ノ中ニ得或ハ錯雑ノ本ナル寸

ハコレヲ編錄ストイヘ𪜈其文理舛錯未嘗考正
トアリ盖知ル十六巻ノ本ト三十六巻ノ本ト錯
雜脫誤讐挍何レノ處ニカコレヲ施サンヤソノ
上當時古疾醫ノ道凌夷スルヿ已ニ久シ誰レカ
ソノ正術ノ存スルヿヲ知ランヤ況ヤ高保衡ヨリ
以下挍定ノ人一時ノ儒臣ニシテ決シテ醫術ノ
邪正ヲ分別スルヿヲ知ルモノニアラズモトヨ
リコレ邪說宿執ノ久シキ人ノ肺腑ニ淪浸スル
ナハ豈ニ菽麥ヲ辨ズルヿヲ得ンヤ抑按ズルニ傷

寒論先ヅ出ヅ高繼沖ガ本ナリ已ニコレヲ挍正シテ十卷トナス次ニ玉函經出ヅ是本論ト同體ニシテ別名ナリタヾコレヲ撿閲スルニ文字ノ出入增減又大同少異アリコレ又別ニ三陰三陽ノ篇ノミヲ編次セルモノナリコレニ附會スルニ叔和自家ノ證治總例ヲ以テコレヲ始メニ置クナヲ本論ノ平脈辨脈及傷寒例アルガゴトシソノ餘ハ本論ニ同シフシテ溫火灸刺熱病ノ篇ヲ增ス證治總例方藥炮製等ノ篇ハナヲ金匱ノ

藏府經絡先後雜療禁忌等ノ諸篇ノコトシ三十六巻ニシテ三書ヲ挍定スルヿ錯雜ノ餘ヲ以テ三書上下始終ニコレヲ編次スルモノナリ脈經ノ七八九ノ巻モ亦同ジ上則辨傷寒トハ本論六經ノ篇ナリ已ニコレ先出ノ故ナルヲ以テ王洙ガ金匱本ニ於ヒテコレヲ略シテ載セズ中則論雜病トハ乃チ此金匱要略コレナリ要略ノ名蓋コヽニ取ルカ今分ツテ三巻トナスモノナリソノ方存ストイヘドモソノ法舛錯ス文理モ亦支離

正シカラズ孫奇故曰校成此書仍以逐方次於證候之下使倉卒之際便於撿用ト乃今ノ二十五篇二百六十二方上中下三巻ナリコレ全ク高保衡孫奇林億等ガ手ニ成レルモノナリ故ニ奇又曰依舊名曰金匱方論今コレヲ金匱要略ト云フモノハ王洙ガ本ヲバ金匱玉函要略ト云ヒ又別ニ金匱玉函ト云フ名ニヨッテ金匱玉函要略方ト云フコレ金匱玉函經ヲ要略シテ雜病方ヲ取ルヲ以ナリコレ本叔和ガ三十六巻ノ本ヲ金匱玉

函要略方ト名ヅルナラシ金匱玉函トハ玉函經疏ニ曰王叔和撰次ノ書緑テ仲景有ルニ金匱錄故ニ以テ金匱玉函ヲ名ス取ル寶ヲ而藏ス之ノ之義也然レドコレヲ金匱玉函經ト稱スルモノハ王叔和以後ノ人ノコレヲ尊稱スルモノナラン蓋シ叔和ハコレヲ金匱玉函要略方ト名クコレ乃チ仲景ノ方法ヲ寶トシテコレヲ金匱玉函ニ藏スノ義ナリナヲ尚書ノ金縢九靈陰陽二十五人金匱藏之ノ義ノゴトシ然レバ三十六巻ノ本ヲバ金匱玉函要略方ト稱スル

カ後人又三陰三陽ノ篇ヲ撰シテ別ニコレヲ金匱玉函經ト稱スルモノナリ前後ノ二十三篇ハモトコレ三十六巻ノ内ニアリ三陰三陽ノ篇ハ傷寒論ノ別錄ナリ雜病證コレ此書ナリコレ本マサニ三陰三陽ノ中ノ雜證ナリ今ノ外臺秘要ニ引ク所ノ巻數ト方證トヲ以テコレヲ考ヘ見ルベシ仲景別ニ雜療ノ治ヲ錄スルノ書ナシ由ノ此ニ觀之痓濕暍ノ三證モ本太陽病中ノ雜證ナルヿヲ知ル故ニ本論ノ始ニモコレヲ出シ又此書

ニモコレヲ出ス叔和故云傷寒所致太陽病痓濕暍此三種宜應別論以爲與傷寒相似故此見之然ルニ今此書ニ重複スル者ハ林億等千金方外臺秘要及諸方書ニヨツテコレヲ附會スルモノナリソノ餘藏府經絡先後ソノ事素問九靈八十一難ノ餘論ニシテ脈經ト一般ノ文章語意事實ノ氣脉ニシテ全ク叔和ガ手ニ出ヅ百合病ノ名ニ至ツテイハレナシコレ亦全ク隋唐ノ醫説ナリ後世此病名アリ後人嘗テ仲景ノ方ヲ執ツテ此

病ヲ治ス宋ニ至ツテ誤ツテコレヲ仲景ノ遺論遺方トナシテコレヲ此書ノ始メニ編次スルモノナリ又當時ノ醫人嘗テ仲景一二ノ方ヲ執ツテ以テ痙濕暍ノ三證ヲ治スルモノアリ仲景ノ遺方ナルヲ以テ證ヲ併セテ又此書ノ中ニ係ク然ルヲ宋人ノ校定ノ時仲景一二ノ方アルヲ見テコレヲ脈經ト此書トニ編次スルモノナラン此外諸書ノ中ニ仲景ノ方ヲ附スルモノ散在一ナラズ故孫奇又云採ツテ散在スル諸家之方ヲ附ス於逐篇之

末以テ廣其法ヲ乃チ瘧病篇問答ノ章ニ外臺秘要ニ出ヅル所ノ方ヲ附スルガ如シ鱉甲煎丸ノ如キハ全クコレ叔和ガ方彼ノ御服蜀椒圓ト方意一手ニ出ヅルヿ以テ見ツベシ升麻鱉甲湯候氏黑散風引湯防己地黃湯モ亦此類ナリソノ餘ハミナ晉唐ノ方書中ニ存ス近來醫者謂ヘリ此書ハ全ク趙宋ニ就ルトコレハソノ編次及證ヲ說ク所ミナ唐宋ノ際ニ就レリ故孫奇云校成ス此書ヲト此書ヲ校定スト云ハズ外臺秘要ニ出ス所ノ法ハ

乃仲景ノ方ト云ヘドモソノ證ハ仲景ノ舊ニアラズ傷寒論ト同日ノ談ニアラズ然リトイヘドモコレヲ取ルニ足ラザルトスルモノハ非ナリ方ハ乃仲景ノ遺方ナリコレヲ辨別スレバ玉石珷玞了々トシテ見ツベシ故ニ仲景ノ規矩準繩ヲ以テコレヲ取レバ方圓曲直自然ニコレヲ取ルベシ徒ニ此書ノ方ノミナラス千金方外臺秘要ノ方トイヘドモミナ仲景ノ方トナル豈ニ此書ヲ捨ンヤ余別ニ方變ノ擧アリコレヲ雜病方ト云フハ大

ヒニ非ナリコレ傷寒中ノ雜證ヲ治スルノ方ナリ然レ𪜈亦雜病ヲモ兼治スベシ方豈ニ一病證ヲ治スルノ方アランヤ下ハ則載其方トハ乃チ今ノ玉函經七巻八巻ノ如キコレナリモトコレ本論及金匱要略ノ方一切コレヲ載スルナラン宋ノ時コレヲ校定シテ本論ノ方ヲ分ツテコレヲ玉函經ノ七巻八巻ニ載セ金匱要略ハ各章ノ下ニコレヲ附スルヿ今ノ宋板成本ノ本論ノ如シ悉ク重複シテ各條ノ下ニ出ヅコレ決シテ仲景

ノ舊ニアラズ可ト不可トノ篇ニソノ方ヲ附ス
ルモノハ最モ亦後人ノ溷入スルモノナリ今此
三書ノ內宋板最モ煩雜ナリトイヘドモ亦ソノ經
文ハ正シキニ似タリ玉函經コレニ次グ改メズ
ンバアルベカラズ并ニ療婦人コレモ亦多クハ傷
寒中ノ雜證ニシテ妊娠產後コノ傷寒中風ヲ患
フルモノヽ為メニ仲景コレヲ治シテコレヲ錄
スルモノナリ然ラズンバ何ゾ必シモ療婦人病
ト云ツテ特ニ此妊娠產後ノ三ヲ出サンヤ若雜

病ヲ治セバ婦人ノ病タヾニ此諸證ノミナランヤ別ニマサニ方法對病診脈ノ篇アルベシ蓋コレ其病傷寒中風中ニ雜出シ或ハ妊娠ノ時此傷寒中風ヲ患ヘ或ハ産後コレヲ患フルモノヲ治シタル方ナラン本論ニモマヽ婦人ノ中風傷寒熱入血室ノ證ヲ擧グコレソノ遺ナルヿヲ知ル雜病ノ篇モ亦然リ禁忌ノ篇ノ如キ最モ凡筆ニ屬ス熟讀セバ必コレヲ解センコヽニ贅セズ

明治廿四年辛卯三月十九日再閲過
後凋閣主人　岡直養夫

醫道二千年眼目編卷之七

肥後藩痎醫　邨井杶　著

傷寒論取舍一

中華ノ醫者ハ傷寒論ヲ信ズルモノモ本式ノ信ズルモノニアラズ故ニ疑フモノモ亦ソノ疑本式ニコレヲ疑フコ能ハズ明季ニ至ッテ人々各各ノ信疑相半ストイヘドモ亦眞ノ信疑ニアラズ一々枚擧スルニ遑アラズ我ガ

皇和近年醫ノ學ヲ好ムモノアレバ曰我能讀傷

寒論ヲ我又能註解ストシ傷寒論ヲ尸々家々印行ノ書尠ナ
カラズトセズタヾ我東洞翁ニ至ツテ始メテ仲
景ノ室ニ入ル如何トナレバ家々尸々コレヲ讀
ミコレヲ註ストイヘドモソノ取捨斟酌タヾ理コ
レヲ務メタヾ臆コレヲ斷ズ悉ク家々尸々ノ傷
寒論ニシテ仲景ノ傷寒論ニアラズ何ヲ以テコ
レヲ謂フトナレバ家々尸々コレヲ今日日用ノ
事實ニ施シ得ズシテタヾ理コレヲ務メタヾ臆
コレヲ斷ズレバナリ又如何トモスルヿナキノ

三近年古方家ト稱シ後世家ト呼ブモノ戸〻家家註解ノ書印行スルモノアリコレヲ閲スルモ仲景氏ノ域ニ遠キヿ甚シ然ルニ今ノ書海内ニ行レテ傷寒論ノ學二派三派トナル治療ノ手段ハ姑ク置クタヾソノ因縁アル人ヿノ門ニ遊ンデコレヲ學ブ一ヲ取ッテ以テ依經トス宗論ノ甚シキ日蓮ガ宗ニ日向日朗アルガ如ク法然ガ門ニ聖光性空親鸞アルガ如シ何レカソノ成佛道ヲ具スルヿヲ知ラズ今ノ醫道ヲ學ブト稱

スルモノハタヾ惜シムラクハコレヲ今日日用ノ事實ニ施コシ得ズシテイタヅラニ紙上ノ空論ヲ事トスルニ過ギズソノ一二ノ治驗ヲ見ルニ賤シヒカナ古方家ト稱スルモノハ古方便覽ノ手段ニ過ギズ後世家ノ仲景ノ方ヲ執ルト云フモノハ醫療手引草古方折義ノ上ニ出ヅルコトヲ得ズソノ人以爲我ヨク仲景ノ室ニ入ルト今其人ヲ見ソノ言ヲ聞クニタヾソノ醫道ノ學者ニシテソノ治療ノ施ス所又如何ト云フヿヲ

知ラズ已レヲ以テコレヲ觀ルベシソノ言タヾ理コレヲ務ムソノ言タヾ臆コレヲ斷ズ然ルヲハ天下古今傷寒論ヲ今日日用ノ事實ニ施シ行フモノタヾ我ガ東洞翁一人ノミナリコレ二千年來ノ眼目ヲ開ラクニアラズヤソノ取舍斟酌唯三書ノ內ニ存セリ夫東洞聖人ニアラズ豈ニ一二ノ過失ナカランヤ故ニソノ足ラザル所トソノ失ヘル所ハ門人弟子タルモノヽ勉メテコレヲ補ヒコレヲ正シテコレヲ後世ニ明ラカニ

シコレヲ天下ニ傳ヘザルベケンヤソレ今ノ傷寒論ハ一部ノ傷寒論ノ取舍斟酌ナクンバアルベカラズ又一篇ノ取舍斟酌一章ノ取舍斟酌一證ノ取舍斟酌脈ト方トノ取舍斟酌ナクンバアルベカラズ此取舍斟酌ヲ以テコレヲ讀ザレバ仲景ノ眞面目ヲ覩ルヿ能ハズ天下古今中華皇和傷寒論ヲ詮註スルモノ數百家ニ下ラズ是皆學問理義ノ詮註解釋ニシテ今日日用治療ノ事實ニ施シ得ルモノ决シテコレアルヿナシ凡

ソ此取舍斟酌ハ今日日用ノ事實ヲ以テコレヲ取舍斟酌セザレバ仲景モ亦仲景ニアラズ況ヤ傷寒論ソレ傷寒論ナランヤ悉ク王叔和以後ノ傷寒論トナル夫六經四子ハ道ヲ明ラカニシテ而後コレヲ註詮スベシ道ヲ明ラカニスルハコレヲ身ニ得ザレバ明ラカニスルヿ能ハズ然ルニ後世ニ至ツテハコレヲ身ト政トニ行ヒ修ルヿ無シテ遂ニコレガ註解ヲ下ス其註解ソノ理ハ云フベクソノ言ハ皆空論ナラザルハナシ醫

ノ佞タルマ術ナリ疾病ノ人民ヲ苦マシムルヤ今日日用ノ事ナリコレヲ治シコレヲ救フコレ今日日用ノ事ナリ聖人ノ道モ今日日用ノ事ナリ後世ニ至ツテ古先聖王ノ禮樂刑政アリトイヘドモコレヲ今日日用天下國家ニ施スヿ能ハズ故ニ宋儒特ニ崛起シテ一身ノ心性ヲ治ムルヲ以テ先トス先王禮以テ制シ心ヲ義以テ制スル事ヲノ敎亡ブ遂ニ一己ノ心性ヲ治ムルヲ以テ道トシテ聖人ノ域ニ達スト云フ吾イマダ程朱以來一人ノ聖人

ノ域ニ至ルモノヲ聞カズコレ空論臆説ナレバ
ナリ醫ノ術タルモ亦宋朝以後儒者ノ説ト同ジ
ク理窟ニ陥ル我ガ門ハ然ラズ方モ亦古疾醫ノ
方アリ法モ亦古疾醫ノ法アリ藥石豈ニ今ト古
ト異ナルコトアランヤ桂枝上衝ヲ治シ甘草急迫
ヲ緩フス疾病モ亦復然リ瘧ハ間日ニ戰栗シ痢
ハ數多後重（後重トハ後スルコト重キ名ナリ）ス今ト古ト豈異ナル
コトアランヤ故ニ今此方法脈證ヲ會得スルトキハ
古ノ方法ヲ執ツテ今ノ病人ニ施シ行フ仲景乃チ

我レナリ我レ乃チ仲景ナリ古ノ治療トイヘドモ亦
異ナルヿアルヿナシ今コヽニソノ取舎斟酌ヲ
アゲテ以テ我ガ門ノ取舎斟酌スル所ヲ示ス天
下ノ人ソレコレヲ何トカイハンヤ又コレヲ己レ
ガ胸臆ニ取ラズ又理以テコレヲ求メズタヾ東
洞翁ノ旨ニヨツテ仲景ノ規矩ニ取ルモノナリ
今天下古方家ト稱スルモノ多シトイヘドモ仲景
ノ方法ニ純一ナルヿ能ハザルすハ純一ニ仲景
ノ方法ヲ執ルヿ能ハズ縦令純一ニコレヲ執ル

トイヘ𪜈年少ク日淺キ寸ハコレニ熟スルヿ能ハズ五年十年ノ年月ヲ積ムトイヘ𪜈ソノ人一年ノ治スル所百人ニ上ラズ百人ニ上ラザル寸ハ百病ノ證ニ對スルヿ能ハズ百病ノ證ニ對ストイヘ𪜈百方ヲ執ルヿ能ハズ百方ヲ執ルヿ能ハザル寸ハソノ餘ノ百方ノ證コレニ熟スルヿ能ハズ然ル寸ハ前キノ百方ノ證ソノ各病豈ニ百ナランヤコレヲ一年ニ推ス寸ハ常ニ診スル所ノ證二三十ニ下ラズ然レバソノ執ル所ノ方

豈ニ二三十ニ上ランヤコレヲ以テコレヲ推ス
寸ハソノ熟スルト熟セザルトコレヲ以テコレ
ヲ知ルベシ況ヤ又純一ナラザルモノニ於ヒテ
ヲヤ一年ノ治仲景ノ方ヲ施スコト二三十人ニ上
ラズソノ方ヲ執ルコトモ亦又二三十方ニモ足
ラズシテ而シテソノ人謂ヲク吾ヨク仲景ノ方
ヲ執ルト執ルコトハ執レリ豈ニソノ功驗如何ナト
云フコトヲ知ランヤ又豈ニ如此ニシテ仲景ノ方
法ノ後世ノ方法トソノ異同眞僞邪正ノ如何ナ

云フヿヲ解シ知ルヿヲ得シヤンレ如ク此ナルカ故ニ彼後世ノ方術ヲ行フモノハ毫モ窺ヒ知ル所ニアラズ知ラザルガ故ニ我ガ門ノ方術ヲ詆訴シ或ハ誹謗シ或ハコレヲ譏議シ或ハコレヲ疑惑スコレ毫モコレヲ知ラザレバナリ苟モコレヲ知ルトキハ必コレヲ行ハン或ハコレヲ詆訴シ或ハコレヲ誹謗シ或ハコレヲ譏議シ或ハコレヲ疑惑スルモノハコレヲ知ラザルモノナリ苟モ疾醫ノ道ニ志シ治療ノ術ニ心アッテ民生

ノ苦患ヲ救ハントト欲セバ仲景ノ方法ヲ棄テヽ又他ノ治療ノ術アルコトナシコレヲ以テ苟モコレヲ知ルすハコレヲ學バザルコトヲ得ズ故ニコレヲ詆訢シコレヲ誹謗シコレヲ譏議シコレヲ疑惑スルモノハ決シテ毫髮微塵バカリモコレヲ知ヲザルモノナリコレハコビコレヲ論ジコレヲ算フルニ足ラズ今タヾ二千年来ノ眼目ヲ開クモノヽ為メニコレヲ謂フノミソレ仲景ノ傷寒論ハ決シテ全書ニアラズ遺缺モ亦多シ攙入

附會モ亦少ナカラズトセズタヾソノ書ノ中ニ於ヒテ古疾醫ノ道ノ傳フルコヲ髣髴ノ間ニ見ルノミ危ヒカナ我ガ古疾醫ノ道ノ絶エザルコ縷ノ如シ彼陰陽家ノ醫道ト云フモノモ亦然リソノ道タヾ素問九靈ニ書ノ内ノミニ存シテ別ニソノ術ヲ傳フルノ書ナシ盖師弟父子口授相傳シテ記録アルコナシ秦漢ノ際ニ至ツテ家々ソノ方書アツテ秘スルナラン素靈ノ二書ニ至ツテ議論理義コレヲ黄岐ニ依託シテ始メテ醫

ノ道ト稱ス若或ハ此二書ヲ撰次捜採シテ問答對謝ノ辭ヲ去リ鍼灸經絡府藏脈色ノ説ノミヲ取ラハ又ソノ半ヲ減ズベキノミ問答對謝ノ辞ヲ去ッテコレヲ見ルトキハ陰陽醫家和緩ガ輩ノ傳來ノ醫説ナルコトヲ知ル方法ノ傳已ニ亡ブ猶我ガ古疾醫ノ術ノ一二ヲ傷寒論殘缺ノ内ニ傳フルガゴトシ然レバ我ガ古疾醫ハタダ方法ヲ二三策ノ内ニ存シ陰陽醫家ハ議論理義ヲ素靈二書ニ存ス我コレヲ知ラズ彼レモ亦コレヲ知ラ

ズ二千年來我ハ方法ヲ以テ古疾醫ノ術ヲ傳ヘ彼ハ論說ヲ以テ方法ヲ本草ノ書ニ因ツテコレヲ立ツ臆斷理義聖人ノ正ニアラズ夫論說ヲ以テ病ヲ治療スベカラズ方法ニアラザレバ病得テ治療スベカラズ仲景ノ方法ハ蓋シ聖裁ヲ經タルモノナリ苟モ聖裁ヲ經ズンバ方法並ビ立ツヿヲ得ンヤ晉唐ノ方ニ至ツテハ方アツテ法ナシソノ法ト云フモノ陰陽ノ理義ナリ請フ今仲景ノ法ト併ヒ見テコレヲ知ルベシ有眼ノモ

ノニアラズンバ豈ニヨクコレヲ知ランヤ故ニ
王叔和葛洪以下仲景ノ方法ノ存スルコトヲ見レ
ドモ自己ノ見ヲ以テ溷亂混淆シテ有レドモ無キガ
如ク存スレドモ亡ブルニ似タリコレ所謂各〻承家
技ヲ終始順舊ニスハ仲景ノ方法ノ己レガ承ル所ノ
家伎ノ舊ニ似ザルヲ以テ別ニ傷寒論ノ三字ニ
惑フテ遂ニソノ例ヲ發シテ強ヒテ我ガ家ノ舊
技ノ論說ニ合ハンコトヲ求メテコレヲ搜採シコ
レヲ撰次シテ遂ヰニ仲景ノ方法ヲ泯滅湮絶セ

シムルニ至ルコレヨリ王叔和三十六巻ノ傷寒論トナレリコレ程應旄ガ所謂仲景有傷寒叔和即以傷寒亂仲景又云家有此伐遂以其伐殺人滿滿鑿究竟不曰傷寒殺人盡曰傷寒病殺人又云叔和以一手掩盡天下人目與口令不得觀傷寒論之全書コレ程應旄ガ此諸説ハ天下古今至當ノ論ト謂フベキノミ然ルナハ今ノ傷寒論十巻ハ實ニコレ叔和ガ遺篇殘缺ノ書ニシテツノ竄入附會少ナカラズトセズ故ニ痛ク取舍斟酌ヲ加

ヘザレハ仲景ノ眞面目何レノ處ニカコレヲ観ルヿヲ得ン苟モ痛ク取舍斟酌ヲ加フルナハ仲景ソレ一堂ノ上ニコレヲ観ルヿヲ得ベシソノ遺編殘鈙ノ内仲景一部ノ傷寒論全然トシテ相ヒ存スソノ立言立法森然トシテ方ト證トノ内ニ存在セリ程應旄云傷寒論之所以為傷寒論其立言如是其立法如是以此得為古今一部醫書大全夫書則安能全也法全則書全卷之不盈一握舒之膏澤天下以此語書傷寒論而外無醫書矣以此

語ヲ道傷寒論ヲ而外ニ無醫道矣今ヨ而後乃可語ル人ニ矣萬
病莫逃乎傷寒此應施ガ言ハ仲景方法ヲ立ツル
ノ旨ニ取ルベシ又傷寒論ノ書タル所以ノ旨ニ
取ルベシ實ニ仲景ノ醫術ト傷寒論トヲ尊崇服
膺スルノ至論ナリ我レコレヲ取レバ至論トナ
レド彼レコレヲ言ヘバ空論トナル如何トナレ
バコレヲ今日日用ノ治療上ノ事實ニ施シ得ザ
レバナリ故ニ後人ノ言トイヘド傷寒論ヲ取舍
斟酌スルノ事ニ取ルすハコレヲ今日日用ノ事

實ニ施スベシ夫傷寒論ハ痛ク取舍斟酌スルヿハ一部ノ傷寒論タヾ一卷ノ小冊子トナレドコレヲ舒ブルヿハ古今一部ノ醫書大全トナルト云フモ亦過論ニアラズソノ書全カラズトイヘドモソノ方法全シソノ方法全キガ故ニソノ書全シ所謂卷《ク》之ヲ不盈《タ》一握ニ舒ブ之ヲ膏澤ス天下ヲ今救ヒ百千億兆ノ之人命疾患ヲ後又救フ千萬世ノ之下ノ之百千億兆之人命ヲ廣博無盡ニ大醫書ナリ余今一人ノ私臆ヲ以テコレヲ取舍斟酌スルニアラズ天下ノ醫人

請フ大眼目ヲ開ヒテ以テコレヲ見ルベシ今天下ノ醫人以爲《ラク》仲景ノ方法今時ノ病ヲ治スルニ足ラズト痘瘡癥毒ハ仲景以後ノ病ナリ仲景ノ方法ヲ以テ此二病ヲ治スルノ理ナルトコレ今天下ノ醫人公然トシテ此言アリ殊ニ知ラズ痘ト黴ト病應ノ大表ニ見ルト云ヿヲ解セズシテ徒ニツノ病形ノ外證ヲ見テ認メテ以テ痘ト癥トノ形ニ惑ヘルモノナリコレツノ一毒ノ肚腹ニ結ルヿヲ知ラズ勝テ嘆ズベキカナ如此キノ

小々ノ識見ヲ具シテ我ガ門廣大無邊ノ方法ヲ議セント欲スコレ天下億兆ノ人民ノ不幸非命コレヨリ甚シキハナシ余ガ大悲錄ヲ著スコレガ為メノ故ナリ今コヽニ取舍斟酌ヲ擧グ天下ノ醫人コレヲ何ニトカ云ンヤ

張仲景傷寒論十巻總二十二篇證外合三百九十七法除重複定有一百一十二方

右林億孫奇高保衡宋治平二年二月四日一ニ派宋テノ英宗勅命指揮奉聖旨鏤版施行スル所ノ本ナリ

コレヲ宋板傷寒論ト云フ古來相傳ヘテ張仲景傷寒雜病論ト云フモノハ十六卷トアリ王叔和コレヲ撰次シ或ハコレヲ捜採シテ三十六卷トスコヽニ於ヒテ十六卷ノ本此時已ニ亾ビタリ叔和ガ三十六卷ノ傷寒論ハ王燾外臺秘要ヲ輯メテ後天下ノ醫書大半ヲ亡ボス此時叔和ガ本モ亦從ッテ亾ビテ殘缺遺編トナル乃チ今ノ宋板コレナリ成無己コレヲ詮註スソノ註本コレヲ成本ト云宋明ノ際此二本ノ外コレヲ傳フル

ヿアルヿナシタヾ一二ノ異同アルノミ別ニ金匱玉函經ナルモノアリコレ必叔和ガ三十六巻ノ遺編ニシテ孫思邈ガ見ル所ノ本コレナリ故ニ千金翼方ニ取ル所ミナ此文ナリ脈經モ亦同體ニシテ少異アリ然レバ叔和ガ本ト又別ニ十六巻ノ遺編存スルヿアラン今傳ハラス

一辨脈法巻第一　平脈法同

右二編全ク王叔和ガ手ニ出ヅ第一章問答ヲ設ケテ脈ノ陰陽ヲ説ク陽脈五ツ此五脈ノ内浮數

ノ二脈ニヨッテ大表ニ見ルヽ所ノ證ヲ察ス陰
脈五ツ此五脈傷寒重證結毒ノ淡キヲ察スソノ
内緊脈ヲ脱ス凡ツ此十脈陰陽ヲ分別シテ陰病
見陽シ脈ヲ陽病見陰シ脈ヲ陰陽相生相剋ヲ以テ人ノ夭
生ヲ眡ルコレソノ所由アリトイヘドモ亦醫タル
モノ豈ニ此夭生ニヨッテコレニ治療ヲ施シ或
ハコレニ治療ヲ施サヾルノ理アランヤ我ツレ
夭生ヲ眡ス一是ニコレニ治療ヲ施サバタヾソ
ノ證ニ隨ヲニアルノミ然レバ此脉ニヨッテ死

生ヲ知ルモ亦知レザルト同シ治療ニ益ナケレバナリ第二章又問答ヲ設ケテ脈ニ有ル陽結陰結ヲ辨ズソレ脈ノ變化ハ病證ニヨツテ變化ス脈先ヅ變化シテ病證變化スルニアラズ疾醫ノ術タルソノ證ニ隨フニアリ今能食不ル大便者ト云フ者ハソノ本證ニアラズ別ニ必ズソノ本證タルモノアラン我レ今ソノ本證タルモノニ隨ツテコレヲ治スベシソノ時必ソノ脉ヲ診スベシコレヲ診スル寸ハ其脉必ス浮ニシテ而數能食メ不ル大便者ア

ランモ我其本證ニ隨ツテ其方ヲ施スベシ是モトヨリ病毒ノ實スルヿツノ脉ヲ診セズシテコレヲ知ルベシ故ニ名曰フ陽結トモ不曰ハ陽結トモ亦我隨テ證ニ治セン之ヲノミ期十七日當ニ劇カルト云フモ亦疾醫ノ治事ノ預カル所ニアラズ十七日ノ期ニ至ルヿテツノ病ノ治セザルハコレヲ治スル醫人ノ術ノ拙キナリ傷寒大毒ノ劇證トナルモ一二日太陽桂枝ノ證アル時一服一升ノ桂枝湯ヲ以テコレヲ治スル寸ハ何ゾ必シモ期十七日ニ至ラシ

ムルヿヲセンヤ此證ノ如キ縦令今誤治ニヨッテ太陽ノ表證其脈浮而數能食不大便ノ大實ノ證タリトイヘ𪜈亦相生相克ノ期數ニヨッテ十七日ヲ待ツテンノ證ノ劇シキニ至ラシムルモノハ又醫タルモノヽ術ノ拙ナキナリコレヲ以テ此章ノ脈理ヲ説ケ𪜈亦疾醫ノ大手段ニアラズ其脈沈而遲不能食身體重大便反鞕名曰陰結也期十四日當劇又前ノ句ト同意ニシテ證ト日期ト陰陽ヲ以テ異ナリ成方ガ註ト王三陽ガ説

トヲ併セ見テソノ理自ラ明ラカナリ然リトイヘ圧治療ノ手段ニ至ッテ内外表裏ノ診候ヲ執ル寸ハ此病ヲシテ此日期ニ至ラシメ又此證ヲ發セシムルモノハ皆是誤治ニ屬セズト云コトナシ若我苟モ病人ヲシテ此極ニ至ラシムルモノハコレ我ガ拙キナリ疾醫ノ道ニ暗ラキガ故ナリ豈ニ戒慎セザルベケンヤ由此觀之此章モ亦無用ノ辨ニ屬スト謂ハザルベケンヤコレヨリ問答ヲ設ケテタヾ脈状ヲ説キ解スルコ詳悉ナ

リ或ハ病ノ因ヲ説キ或ハソノ源ヲ謂ヒ或ハ病ノ災怪或ハ病ノ旺相ヲ説ク「詳カナリ又死生ヲ云フミナ仲景ノ旨ニアラズ若一章コトニコレヲ辨説セント欲セバタヾ筆紙ヲ費スニ過ギズ嗚呼方有執ガ如キ叔和ガ辨脈平脈兩ナガラコレヲ取ッテ以テソノ大ニ従ッテコレヲ強解詮註ス喩嘉言ハ此二篇共ニコレヲ取ラズ程應旄ハ謂フ論中自瘂濕暍而下各自名篇未嘗系之以法二脈獨系之以法而不名篇明乎治傷寒不可

無法而不從二脈中一辨定之百千法有何用處在六經內外諸篇總不得不歸宗于此以爲法之祖云云

然レバ應施ハ以爲二脈法共ニコレ仲景脉ヲ辨平スルノ大法ナリト殊ニ知ラズ六經篇ノ篇ノ字ト辨平二脈法ノ法ノ字ト全クコレ叔和ガ加ヲル所ナルヿヲコレ余ガ言ヲ俟タズシテ明ラカナリ應施コレヲ信ズルモノハ淺ヒカナ愚ナルカナ昧ナルカナ言ヤ應施ガ仲景ヲ見ルヤ遂ニ第一章ヲ解スルニ至ッテ謂フ仲景特於陰陽

二脈上首一揭明生尅却以兩見字示機關則一部書具包容含畜其中ト以上ノ二說ノ意ヲ以テ一部ノ傷寒論ヲ註釋解說ス強ヒテ以テコレニ合スルモノナリ此二解以テ徵トスベシ古來仲景ノ方法ヲ云フモノミナ云三百九十七法一百十三方ト然ルニ程應旄又云仲景論中有三百九十七法何多哉則不成法矣仲景自言其法者二辨脈法平脈法外此並未嘗言法世人叐舍此不言豈其去少就多良由不知法之爲法耶今又應旄ガ此言

ヲ見ル寸ハ益以テ叔和ガ平辨ニ脉法ニ惑ツテ平辨ノ二字ト此二ツノ法ノ字ヲ以テ仲景一部ノ傷寒論中ノ方法ノ法ノ字ヲ取ツテ此一字ノ法ノ字ニ歸ス笑フベシ仲景方法ノ法ノ字ハコレソノ證ニ隨ツテコレヲ治スルノ法ナルヿヲ知ラズ嗚呼天下古今滔々トシテ皆是ナラズト云ヿナシコレヲ以テ此辨脉法一篇ヲ分別シテ痛クコレヲ捨ツベシ

一平脉法ノ一篇又辨脉法ト同ジ辨脉法ハ脉ノ

理ヲ辨ジ此篇ハ診脈ノ法ヲ示ス第一章問答ヲ設ケテ三部陰陽ノ診ヲ說ク脈經千金翼方二書共ニコレヲ取ル脈經ニハ張仲景論脈第一トシテ此章ヲ載ス千金翼方ニハ診脈大意第二トシテ素問難經脈經ノ說及辨平二脈法ヲ雜ヘ取ツテソノ中ニ此章ヲ載ス三書共ニ文字ノ異同アリ此章韻語ニシテ東陽ノ二韻ヲ通シテ雜ヘ押シ又陽庚ノ二韻ヲ雜ヘ次ニ元寒刪先眞亦雜ヘ押ス末句ニ至ツテ謂フ爲子條記傳與賢人トア

ルヲ以テコレヲ仲景ノ傳法ノ脈語トオモヘリ
今ツノ押韻ヲ以テコレヲ考フルニミナコレ晉
人ノ押韻ニシテ漢人ノ語ト韻トニ似ズ又辨可
不可篇第九章ニ脈濡而緊トアツテ濡則衛氣微
ヨリ五言三十二句寒韻ヨリ起リ煩汗堅眩眠元
身振振寒トアツテ振ノ字ヲ韻トス巓難開安煩還ト貞元寒删
先ノ五韻通ジ用ヒテコレヲ押ス張卿子曰除脈
濡而緊四字ヲ爲題ト自ラ是一首漢人古詩此章乃チ後
ノ章ト同體同韻ニシテタヾ四言ト五言トノ異

ナルヿアルノミ又金匱要略下巻婦人雜病篇ニ
婦人之病章ニ積結胞門以下四十二句ミナコレ
押韻ニシテ此數章ト同ジ下ノ二句ニ云子當辯
記勿謂不然ミナ同體ナリ有眼ノ者以テ見ルベ
シ晉代ノ押韻ニシテソノ辭モ亦漢人ノ詩體ニ
アラズ又素問九靈ノ韻語ニモ似ズ決シテコレ
叔和ガ作ニシテ醫和醫緩ヨリ傳ヘテ淳于意ニ
至リコレヨリ又傳ヘテ王叔和ニ至ル所ノ陰陽
醫ノ道ナリ有眼ノ者ヨクコレヲ熟讀シテコレ

ヲ玩味スベシ若シ或ハ文章詩家ノ人ニ至ツテ
ハ一目ヲ過ギテ漢人ノ手ニ出デザルヿヲ知ラ
シ又仲景ノ自序ト云モ亦ソノ文勢波シテ古ニ
アラズ然レバ此章ヲ第一章ニ置ヒヲ師曰呼吸
者脉之頭也ノ章ハ乃難經ノ一呼脉行三寸一吸
脉行三寸ノ註解ナルヿ以テ見ツベシソレ脉ニ
内虚外實ヲ見ス必ソノ證ノ隨フベキアリ證ニ
アラザレバ藥ヲ配スルノ應アランヤ藥ニアラ
ザレバ方ヲ對スルノ事アランヤ方證相對セザ

醫道眼目編　巻之二

レバ病何ヲ以ヲ治センヤ夫脈ハ診候ヲ助クルモノナリ此一事ヲ以テ病ヲ診候スルモノニ非ズ仲景故曰觀其脈證知犯何逆隨證治之未嘗謂隨脈治之又曰以法治之法トハ脈證二ツノモノヲ言フ脈證兩ナガラ相對シテ而後ツノ治スルノ術ハ方ニアルノミ方トハ藥ト相對シテ方トナルモノナリ縱令ハ外内ノ虚實アリトイヘドモタダ脈ノミニ隨フベカラズタドツノ證ニ隨ハザレバ方ヲ施スノ所ナシ太陽之為病脈浮コレ脈

ヲ觀ルナリ頭項強痛而惡寒コレ證ヲ觀ルナリコレヲ觀ル其脉證ト云此浮脉ノ證コレニ加フルニ必發熱汗出惡風スルヿアレバ必ソノ浮脉緩ヲ帶ブコレ證變スルヲ以テソノ脉變ズ脉變ジテ證變ズルニアラズ故ニ太陽病脉緩發熱汗出惡風ト云ハズシテ太陽病發熱汗出惡風脉緩ト云コレヲ中風輕證ト云コヽヲ以テソノ脉緩ナルナリ急ナラザルガ故ニソノ證輕シ中風タル所以ナリ傷寒重證モ亦復然リ傷寒ハ重證ナリ

故ニソノ脈緊ナリ緊ハ急ナリ故ニソノ證重シ傷寒タル所以ナリ此意ヲ以テコレヲ熟讀シテコレヲ玩味スベシコレ陽脈ハ浮ニシテ陰脈ハ弱ナリト云フニアラズ浮ハ陽脈ナリ弱ハ陰脈ナリト云フニモアラズ浮ハ陽ノ位弱ハ陰ノ位ニシテ浮弱ヲ陰陽ニ名ケタルモノナリ又太陽中風陽浮陰弱發熱汗出惡風惡寒鼻鳴乾嘔者桂枝湯主之陽浮陰弱ハ浮緩ノ脈ナリコレニ加フルニ項背强テ几々タル者ハ必コレ前證ヨリモ亦

重證ニ變ゼントス欲ス汗出惡風スベカラザル一今反テ汗出惡風スルノ脉豈ニ變ゼザランヤ然𪜈ソノ脉ノ變ニモ變ゼザルニモ隨ハズシテタダ項背强テ几々タルノ證ニ隨フ故今桂枝湯方內ニ於ヒテタヾ葛根四兩ヲ加ヘテ中風桂枝ノ證ノ項背强テ几々タルヲ治ス由此觀之脉證同クコレヲ觀察診候ストイヘ𪜈亦證ニ隨フヲ第一トシ重シトス脉ヲ診スルヲ第二トシ輕ロシトス論中ノ諸證諸方コノ意ヲ以テコレヲ推シ見ル

寸ハ方立チ法定リテツノ證自ラ明ラカナリ何ゾ必シモ仲景三百九十七法ヲ捨テ辨平二脉法ノ法ヲ以テ病ヲ治スルノ法トセンヤ況ヤ又內外虛實ヲ以テ遲疾出入ノ脉ニ考ヘンヤコレ又コレナキノ事ナリ然レドモ治術ニ益ナシ第三章上工望而知之中工問而知之下工脉而知之又問荅ヲ設ケタバ下工ノ脉而知之ノ荅ノミアツテ上工中工ノ望問ノ二診ヲ說カズ又聞ノ一診ヲ缺クコレツノ平脉ノ診法タルヲ以テナリツ

レ醫ニ上中下ノ三等ヲ立ツル或ハ上工ト云ヒ或ハ上醫ト云フ中下モ亦然リコレ蓋周官醫師職ニヨレルモノナリ又或ハ醫家ニ上中下三等アルヲ以テ後ノ周官ヲ修ムルモノ當時醫家ノ完説ヲ取ッテ以テ十全九全ノ法ヲ立テヽコレガ食祿ヲ制スルモノナラン何レカ前何レカ後ナルコヲ知ラズ況ス周官ノ書タル先儒ノ説ニモ秦漢諸儒以テ意ヲ損益スル之ヲ者衆シ矣非ス周公ノ之完書ニ也又云劉歆附益メ以テ佐ル王莽者也トアリ此醫師職食

祿ノ制ノ如キ詭異遠於人情者カ聖人因事立法以便人者有矣未有立法以彊人者也立法以彊人此迂儒之所以亂天下也トハ上中下工食祿ノ制ノ如キ乃太法彊人者ナリ又金匱玉函經證治總例云古者上醫相色中醫聽聲下醫診脈診候之法固是不易コレ望聞切ノ三診ナリ故ニ次章ニ云問而知之別病淺深コレヲ後世醫家四診望聞問切ト云ヒ又神聖工巧ノ名アリ又千金翼方診氣色法第一引經曰知一藏為下工知二藏為中工參而

知ル之ヲ為ス上工ト上工ハ十ニ全フス九ヲ中工ハ十ニ全フス六ヲ下工ハ十ニ全フス三ヲ周禮ニハ十全ヲ為シ上ト十ニ失フ一ヲ次ト之ニ十ニ失フ二ヲ次ト之ニ十ニ失フ三ヲ次ト之ニ十ニ失フ四ヲ為ス下トコレ蓋此二書醫家ノ説ヲ取ツテ以テ此數等ノ品ヲ立ツルモノナラン恐クハ聖人ノ制ニアラザルベシ周禮ノ巻ニ辨ズル所ノ如シ九靈邪氣病形第四云見テ其ノ色ヲ知ル其ノ病ヲ名ケテ曰フ明ト望也接シテ其ノ脈ヲ知ル其ノ病ヲ命ケテ曰フ神ト切也問テ其ノ病ヲ知ル其ノ處ヲ命ケテ曰フ工ト問也此三法ノ診乃チ望問切ナリフノ聲ヲ聞クヲ聞トイヒ聖ト云ソノ法ヲ闕ク難經六十一難

ニ素問ノ望而知之謂之神聞而知之謂之聖問而知之謂之工切脈而知之謂之功乃コレ望聞問切ノ四診ニシテコレヲ神聖工功ト云又コレヲ素問ニ以外知之曰聖以内知之曰神以外知之望聞以内知之問切神ト聖ト總《スベ》テコレヲ言フ寸ハ工功ハソノ内ニアリ素問ニハ四診ヲ立テ九靈ニハ三診ヲ立テ聞ハ問ヲ以テコレヲ攝ス故ニ九靈前篇ニ知一則為工知二則為神知三則神且明矣ト云フミナ色脈ト藏府經絡ト病ノアル處ヲ

知ルヲ以テコレヲ云九靈逆順篇ノ上工下工四等ノ醫ハ刺法ヲ以テコレヲ云今此章ニ上工望而知之中工問而知之下工脈而知之ヲト九靈邪氣藏府篇ノ說ニ本ヅク而ソノ答フル所ハ切脈ヲ以テコレヲ云然ルニ九靈逆順篇ニハ善調脈者不待於色能參合而行之者可以為上工上工十全九行二者為中工中工十全八行三者為下工下工ハ十ニ全六ヲコレ乃チ四診相合シテ上工トストコレヲ以テ治ノ三等ヲ立ツ周官ハ又四診ニヨラズ

唯治ノ全ト不全トヲ以テフノ等ヲ立テ以テコレガ食禄ヲ制ス千金方論診候云古之善為醫者上醫醫國中醫醫人下醫醫病又曰上醫聽聲中醫察色下醫診脈又曰上醫醫未病之病中醫醫欲病之病下醫醫已病之病若不加心用意於事混淆即病者難以救矣又曰上醫相色中醫聽聲下醫診脈知病源ミナ仲景ノ意ト反スンレ仲景ノ治ノ本トスル所ハ隨證治之何ゾ必シモ此四診ノミナランヤ況タバ切脈ヲ以テ病ヲ察セント欲ス決

シテ仲景ノ意ニアラズ寇宗奭云醫人止據脈供
藥其可得乎如此言之焉能盡其術也此醫家之公
患ナリ知言ナルカナソレ四診相對スル古コ
レヲ上工ト云フ今仲景ノ術ヲ以テコレヲ言フ寸
ハコレヲ上工ト云フベカラズソレ仲景ノ病ヲ
治スル觀其脈證知犯何逆隨證治之ト云ヘリ脈
ハコレヲ觀レドモ全クソノ脈ニ隨ハズシテ全ク
ソノ證ニ隨フコレ所謂治之大則ナリソレ其證
トハ何ゾソノ四診ヲ先ニセズ先ヅソノ腹候ヲ

先トスソレ病ノ人ヲ毒スルソノ畜積結聚スル處ミナソレ肚腹ニアリ耳目口鼻四支百骸ニ發スル所ノ病ト云ヘドミナコレ肚腹ノ内ニ畜積結聚スル所ノ毒ノ大表ニ應ジテ見ハルヽモノニアラズト云ヿナシ故ニ仲景ノ百方悉皆コレヲ煮テコレヲ服シコレヲ煎ジテコレヲ服セシムソノ服スル所ノ湯液病人ノ肚腹ニ入ラザルモノアランヤ入ル寸ハ發汗吐下湧泄ノ力ヲ以テソノ一病毒ニ毒シテソノ一病毒忽チ瘳愈セ

ザルモシアルコトナシ然カモソノ湧泄スル所ノ
モノヲ見ルトキハツノ病毒ト湯液ト日本ノ一升
ノ量數ニ至ルモノハ少シタバ一合ヨリ二合ニ
至ルトキハツノ内半ハコレ藥汁半ハコレ病毒ナ
リ太陽陽明傷寒ノ大毒トイヘドモ一合ノ量數ニ
至ルモノハ少シ故ニ仲景曰適テ寒温ニ服ス一升ヲト此
一升ハ大氐日本ノ一合ニ足ラズ彼ノ傷寒ノ大
毒トイヘドモ此一合ノ桂枝麻黃ノ二湯ニ驅除セ
ラレテ遍身熱ノ汗トナツテ出ヅルトキハ傷寒

醫道眼目編　巻之一　廿二

ノ大毒陽明ノ劇證トナリ厥陰ノ脫證トナルモノ忽チ愈ヘザルハナシ苦患スルモノ忽チ安樂ノ地ニ就キ死スル者ハ死シ生ル者ハ忽チ生シ又大ヒナル事ナラズヤ世人世醫コヽニ眼目ヲ著ケテコレヲ觀ツヘキノミ如此ノ大治術コレヲ脉ノミニ得ズコレヲ脉ノミニ取ラズ四診ヲ助ケトナシテコレヲツノ證ニ取ルノミツノ證ノ本ハツノ毒ノ畜積結聚スルモノ悉皆肚腹ノ内ニアラズシテ而又何レノ處ニコレヲ診センヤ故

ニ我東洞翁獨脈ヲ診スルコトヲ本トセズシバ腹候ヲ本トス必ソノ法アリコレヲ仲景ノ方法ニ徵スルニ誠ニ符節ヲ合スルガ如シコレ我門一定ノ大法ニシテ素靈以下明清ノ醫人我ガ、皇和ノ醫術ニ至ルマテ決メコレヲ見聞セザルノ大法ナリ妙法ナリ實ニ二千年來ノ大眼目ヲ開クモノナリ今天下眇少ノ醫人動モスレバ輒チコレヲ竊ニトリテ云腹候腹候トソノ言ハ是ナリソノ術ハ非ナリ咲フベキカナ先師没後我門モ亦分崩離折ス恐クハソノ旨ヲ得ルモノ多カラザランヿヲ嗚呼天下古今上中下三等ノ醫人望ンデソノ病ンアル處ヲ知ル神ナルカナ問フテコレヲ知ル聖ナルカナ脈シテコレヲ知ル工ナルカナ神ト聖トハ我コレヲ知ラズ三代以後ノ聞カザル所ナリタヾ脈シテコレヲ知ルコレヲ神聖ニ對スルすハ下工ト云フトイヘドモコレ又神ニアラザレバ又妄ナラズヤ若或ハ叔和ガ如ク脈ノ妙要ヲ得テソノ神解アルニ似タリトイ

ヘバ肚腹ノ毒アル其證ニ隨ツテコレヲ治スルヿヲ得ズンバ治術ニ於ヒテ又何ノ益アルヿヲ知ラズ此終ノ章ニ表裏ノ病浮大沈遲ヲ以テシノ愈ルヿヲ知ルヿヲ云フ又治術ニ於ヒテ益ナキノミ此平脈一篇ノ數章悉ク此意ヲ以テ痛クコレヲ捨ツベシ詐病ノ診ニ至ツテハ又戯ニ近シ學者或ハ此章ヲ以テ仲景ノ古法ヲ喚フモノアリコレ仲景ノ眞面目ヲ見ザルモノヽ言ナリ勝ゲテコレヲ議スルニ足ラズ

一傷寒例ノ一篇モトヨリ王叔和傳會妄添余ガ言ヲ俟タズ程應旄序例貶僞喩嘉言駁正序例アリ二人倶ニ此序例ヲ以テ王叔和千萬世ノ後ノ傷寒ヲ患フル人ヲ殺スノ書トス或ハ然ラン今又痛クコレヲ捨ツ一々コレヲ駁貶スルニ遑アラズ

一痓濕暍ノ一篇本コレ太陽病篇中ニアツテ太陽病ノ變證又如此ノ證アリ金匱要略ト此條トヲ並セテ篇中ノ各證ニ取捨斟酌ヲ加フベシ第

一章傷寒ノ所致ノ條コレ全ク叔和ガ添フル所ナリ程應旄以テ仲景ノ別ニ論ズル所トス辯ズルニ遑アラズ

一六經ノ篇八篇タバ各章ト方法トノ取舎斟酌アリ八篇ミナコレヲ取ル

一霍亂ノ篇一篇コレ本三陰病篇内ニアリ叔和授採撰次シテ一篇トナス猶太陽病中ニ痓濕暍酒客病アルガゴトシ今存シテ以テ各章ノ取捨ヲ立ツ

一陰陽易差後勞復ノ篇前ニ同ジコレ傷寒差後ノ變證ナリ叔和搜採シテ篇ニ名ヅク

一可與不可七篇モトヨリ叔和ガ別ニ條スル所ナリ以爲疾病至急倉卒尋按要者難得故重集諸可與不可方治比之三陰三陽篇中此易見也又時有不止是三陽三陰出在諸可與不可中也金匱玉函經脈經出入異同アリトイヘドモ大抵相似タリ是モトヨリ叔和三十六卷ノ遺編ニシテ仲景ノ舊ニアラズ此八篇ノ中韻語アルモノハ悉ク叔

和ガ妄添疑ヲ容ル、所ナシ一々コレヲ擧ゲテ論ズベカラズ程應旄ガ如キコレヲ仲景ノスル所トスルモノハ曖昧論ズルニ遑アラズフノ言ニ曰所以仲景作論於其結處獨抽出可汗不可汗可下不可下名篇以テ見ツベシ況又大法春夏宜發汗大法春宜吐大法秋宜下ト云フニ至ツテハ發汗吐下スベカラザルヲ發汗吐下スルノ手段恐ルベシ

以上一部ノ取捨斟酌　辛卯三月第廿夜再閲畢　誠齋　岡直義夫

醫道眼目編　卷之□　三十一

醫道二千年眼目編卷之八

肥後藩疾醫　邨井杶　著

傷寒論取舍二

一部ノ取舍ハ皆一部ヲ以テコレヲ立ツ宋校十巻二十有二篇痛クコレガ取舍ヲ立ツ前ニ説ク所ノ如シ今又一篇ノ取舍ヲ立ツルコ左ノ如シタヾ太陽上篇ヲ以テコレヲ立ツノ餘ノ篇ハコレヲ以テ推シ知ルベシヨロシク先師ノ類聚方ヲ以テ取舍ノ龜鑑トナスベシ一章ノ取舍ニ

至ッテハ類聚方ノ勾乙アルコトアリ余又何ヲカ云ン

一太陽之爲病脈浮頭項強痛而惡寒方有執云此揭太陽之總病乃三篇之大綱已下凡首稱太陽病者皆指此而言之也喻嘉言云先揭太陽病之總脈總證統中風傷寒爲言也清本註云首揭此條爲太陽病之提綱凡上中下三篇內太陽病者皆揭此脈證而言也三書ノ說ヨクソノ旨ヲ得タリ必シモ上中下ノ三篇ノミナラズ三陽三陰篇內ニ於ヒ

テ太陽病或ハ太陽證ト稱スルモノハミナ此章ヲ以テ提綱スベシ玉函經ニハ太陽之爲病頭項强痛而惡寒太陽病其脉浮トアリフノ證ト脉トヲ分ツテ二章トナス是ナルニ似タリ第二章太陽病發熱汗出惡風脉緩者名爲中風方有執云太陽病上條所揭云云者是也後皆倣此又云篇內凡首稱太陽中風者則又皆指此而言也喩嘉言云此一條又中風病之總稱已後凡言中風病三字而發熱汗出惡風脉緩即括在內清本註云此條以爲中

風病之提綱後凡稱中風者皆指此脈證而言也第三章太陽病或已發熱或未發熱必惡寒體痛嘔逆脈陰陽俱緊者名為傷寒方有執云凡首稱傷寒者則又皆指有此云云之謂也清本註云此條以為傷寒病之提綱後凡稱傷寒者皆指此脈證而言也凡此三章諸家以テ總掲提綱ノ章トス傷寒中風トハ其證輕重アルノ謂ナリコレガ表裏ヲ分テバ二證トモニミナ表證ナリ故ニソノ治術ミナ解肌發汗ヲ以テ本トスコハヲ以テコレヲ太陽病

ト云コレミナ古來醫家ノ定説トナレルモノナリ疾醫ハタヾ其證ト脈トヲ觀テ其證ニ隨ッテタヾコレガ治術ヲ施スノミコレ紙上ノ空談ニハアラズ我ガ門ノ今日日用ノ事實ニコレヲ施シテコレヲ試ミ得ル所コレナリ陰陽家ノ醫ニ至ッテハ寒ト風トヲ分ッテコレヲ陰ト陽トニ分配シ表ト裏トヲ以テ虛實ノ理義ニヨリテソノ治術ヲ行フコレヲ要スルニ風寒ニ本一體コレヲ天地ノ八風ニ歸ス中ト傷ト本是同義況ヤ風寒ニ

氣一體ニシテ風動ケバ寒必生ズ盛暑ノ月トイヘドモ風動ク寸ハ必寒ヲ生ズ涼ト冷トハ寒ノ輕[illegible]ニシテナヲ温ト暑トハ熱ノ輕稱ノゴトシ盛夏酷暑ノ日トイヘドモ人自ラ扇ヲ以テコレヲ[illegible]ス寸ハ一室必ズ風ヲ生ズ風生ズレバ必冷涼ノ氣アリコレ寒ニアラズシテ何ゾ然レバ風ハ常ニ天地ノ間ニ行ラザル所ナシ我ガ肚腹ノ一毒之レニ動カサルレバ必ズコレニ中ルコレヲ中風ト云若又大ヒニ動サレテ寒ト冷涼ト我ガ肚腹

ノ一毒コレニ動サルレバ必ズコレニ傷ラルコ
レヲ名ケテ傷寒ト云コヽヲ以テソノ中リ傷ラ
ルヽノ輕重ニヨツテ其證同ジカラズ其脉モ亦
其證ニヨツテ必ズ變ズルコトアリ然レドモ傷寒中風
同一ニ太陽ノ表ニ應ジ見ルノ一毒ナルガ故ニ
其脉必ス浮ナリ其脉浮ニシテ毒太陽ノ表ニ見《アラハ》ル
ニ非ズソレ中風ヲバ浮緩トス輕證ナルヲ以ナ
リ故ニ其毒舒散ス其脉モ亦緩ナル所以ナリ傷
寒ヲバ浮緊トス重證ナルヲ以テナリ故ニ其毒

勁急ナリコヽヲ以テ皮膚緊密シテ緩ナラズ其脈緊ナル所以ナリコレ太陽病同一一毒ニシテ輕重ノ證ナリ一緩一緊一淺一深ソノ治術ニ於ケル又同ジガラザル所以ナリ如此コノ三章ヲ熟讀玩味スルニ仲景傷寒雜病論十六卷ノ書ヲ著サント欲シテ先ヅ此總揭提綱ノ章ヲ制スルモノカ又古來相傳ノ說アツテ仲景コレヲ取ツテ以テコレヲ篇首ニ蒙ラシムルカ三陰三陽篇首ミナコレアリ若此總揭提綱ノ章ナキサハ傷

寒論讀ムベカラザルカ三章ハ法アリ法アルヲ以テ每章コレヲ略スコレ法ト略ト分別シテ而後傷寒論熟讀スト謂フベキノミ後世淸本ノ註ニ云ヘリ傷寒論後漢張機所著發明內經奧旨者也並不引古經一語皆出心裁理無不該法無不備蓋古經皆有法無方自此始有法有方啓萬世之法程誠醫門之聖書此說ノ如キ萬人コレヲ讀マバ仲景ノ醫聖タルヿヲ知リ又仲景ノ方術ヲ尊崇スルノ言ト云ハン余ヲ以テコレヲ觀レバ此說

ハ贅説ト謂フベシソレ傷寒論ノ一書決シテ内經ノ奥旨ヲ發明スルモノニアラズ内經豈奥旨アランヤ凡内經一部ミナコレ陰陽旺相府藏分配脈色四診ノ理義ヲ説キテ萬民一身百骸疾病證候毫髪モコレヲ逃ルノ所ナシ此理義ヲ以テ本草一書ニコレヲ擧ゲテ理義旺相ヲ以テ分配スルすハ後世ノ藥方一人モ此理義ニ取ラザルモノアルヿナシコレヲ内經ノ奥旨ト云フモノナラン仲景ノ方法ヲ尋索スルニ此理義ヲ以テ

治術ニ施スモノアルヿナシ故ニ内經ノ一語ヲ引クモノアルヿナシ成無己ガ詮註ヨリ後牽強シテ内經本草ノ意旨ヲ以テコレニ強合スコレ又王叔和ガ家學支流ニシテ決シテ仲景ノ意ニアラズ若ソレ仲景内經ノ奥旨ヲ發明セバ何ゾソレ内經ノ一語ヲ引カザルヿナカランヤ或ハソノ語ヲ引カザルモ何ゾコレ内經ノ意旨ヲ述ベサランヤ凡兩漢ノ際六經ヲ註解スルノ學者必ズソノ傳來ノ説アツテ決シテ自家ノ私臆ヲ

以テコレヲ註スルモノアルコトナシ故ニソノ註三十コレヲ傳ト云フナオ左氏公羊穀梁三傳ノ傳ノゴトシタバ鄭玄禮ヲ註スルニ多ク讖ノ言ヲ取リ王弼易ヲ解スルニ老莊ノ旨ニヨルガ如キハコレニ論ナシ然レバ兩漢ノ際ハ醫者トイヘドモ必ズ傳來ノ學術アリ扁鵲倉公ニ傳ヲ以テコレヲ見ルベシ況ヤ仲景方法ヲ傳フルコト必ソノ傳アラン蓋シ此三章ノ如キコレナリ俗傳ニモ仲景始受術於同郡張伯祖時人言識用精微過

其師トアレバ仲景ノ方術皆出ッ心裁ニト云モノハコレ仲景ヲ知ルモノハ言ニ似テ實ハ仲景ヲ知ラザルモノハ言ナリ又理無不該法無不備コレモ亦タヨク傷寒論ヲ熟讀スルモノニアラズ仲景ノ方法ソノ理ハ一理貫ヌクノ理アルモ法ハ三百九十七法ニシテ法又法ニアラザルノ法アリタダ其理ヲ以テ法トスルモノアリ仲景ノ法ハ決シテ理ヲ以テ法トスルニアラズコレ中華古今醫人ノ決シテ知ラザル所ナリ又云蓋古經

皆有法無方トハ内經ヲ指シテ古經ト云内經ノ醫事ヲ説ク十ニ七八ハ鍼灸ノ義ヲ説キ二三ハ皆陰陽ノ理義ナリ故ニ方アルコトナシ又コレ法ト云ベカラズ藏府經絡鍼灸俞穴脈色ノ理コレ法ト云ベカラズ何ヲ以テコレニソノ方ヲ附スルコトヲ得ンヤ然ルトキハコレヲ法ト謂フベカラズコレヲ理ト云ベシタヾ仲景ノ書ニ至ッテ彼レガ所謂自此始テ有法有方啓ク萬世之法程ヲ誠ニ醫門之聖書由此觀之右此三章ノ總揭提綱必是古來

相傳ノ説ナルヿ明ラカナリ今仲景先ヅコレヲ取ツテコレヲ首條トスルモノナリ中風傷寒ノ命名ハタヾコレ輕重ノ證ノ假名ニシテ後人ノ理ヲ以テ中傷風寒ノ義ヲ説クト同ジカラズ此四字ニ理義ヲ以テコレヲ解説スベカラザルノ事ナカランヤタヾコレヲ假名トナシテソノ證ノ輕重ヲヨク察シテソノ證ニ隨フニアルノミ雖然六經總揭提綱ノ章ニ至ツテヘコレヲ詳ニシテ日用施治診察ノ事實ニカケテコレヲ觀ル

ニソノ證餘リアルヿナク又足ラザルヿアルヿナキ寸ハ是必古來疾醫家ノ相傳ニシテ決シテ後漢三國ノ際ノ醫言ニアラザルベシコレ必ズ多ク病ヲ治シテコレヲ今日日用ノ事實ニ施シテコレヲ試ミタルモノニアラザレバコレヲヨク知ルヿ能ハズコレ誠ニ醫門之聖經タルヿ過論ニアラズタヾ惜ムラクハ陽明ノ一證總揭提綱ノ章ヲ缺ク曰陽明之為病胃家實是也トノ三ヿリ然レ𪜈上ノ五字ハ本文ノ殘缺ナレドモ下

ノ五字ハ註文ノ誤入スルモノナリコレヲ熟讀スレバ諸章ノ內暗ニ總揭提綱ノ章アリソノ餘ハミナ陽明病ノ變證ヲ備フ然ルすハ六經ノ總揭提綱ノ章ハ愈〻知ル古來相傳ノ說ナルヿヲ仲景嘗ヲコレヲ首章ゴトニ置クモノナリト一第四章ヨリ第十二章ニ至ルマデハ皆陰陽醫家ノ說ニシテ內經ノ旨トモ云フベシ疾醫家ノ治術ニ與ラザル所ナリ或ハ陰陽ノ理義或ハ誤治ノ病因ナリ存シテ論ゼズシテ可ナリ然レ氏

亦痛クコレヲ舍テ可ナリ

一第十二章コレ太陽病ノ輕證ナリ

一第十三章太陽病頭痛發熱汗出惡風者桂枝湯主之蓋此章ハ太陽中風ノ證ノ備レルモノナリ太陽病ト云三字ノ内ニ脈浮頭項強痛而惡寒ノ脈證ヲ備フ今又發熱汗出惡風脈緩ノ脈證アルヲ以テコレヲ太陽中風ト云前證ヲ備フルガ故ニソノ脈浮緩ナリ以テ見ツベシ余故ニ曰第十二章ハ第十三章ノ註解ナリ王叔和コレヲ撰次

スル時發熱ヲ形容シテ翕翕トシテト云ヒ惡寒ヲ形容シテ嗇嗇トシテト云ヒ惡風ヲ形容シテ淅淅トシテト云フ汗出トハ醫藥ニテ汗ノ出ハニアラズ醫藥ニテ汗ヲ出スヲ發汗ト云フ故ニコレヲ註解シテ汗自出ト云フ熱モ亦然リ故ニ云フ熱自發スト太陽ノ脈ハ浮ナリ今前ノ諸證ヲ發スコレソノ證アリ故ニ脈モ亦緩ナリコヽヲ以テ證ノ前ニ脈ヲ擧ゲテ陽浮而陰弱ト云フ陽浮陰弱ハ緩ナリソノ證如此緩ナリ何ヲ以テ

其證如此緩ナルヤ熱自發汗自出緊密ノ證ナシ故ニソノ脈自緩ナリ證緩ニシテ脈緊ナルモノハアラズ證緊ニシテ脈緩ナルモノハアラズ若コレアルナハ灸トス鼻鳴乾嘔ノ二證ハ第十三嗇惡風ノ下ニアルベシ今脱誤シテコヽニ攙入スルモノナリ太陽病頭項強痛發熱汗出惡風鼻鳴乾嘔者桂枝湯主之コレ桂枝湯ノ主證本證ナルヿコレヲ以テコレヲ知ベシ夫太陽之為病頭項強痛スベシ今中風輕證ナルヲ以テ頭項共ニ

強痛セズシテタダ頭痛ノミアリ故ニ證コヽニ頭痛ノ證ヲ出ス頭項強痛ニアラザレバ汗[illegible]由[illegible]觀之第十二章ハ第十三章ト叔和ガ撰次ノ時攙入スルモノナリ本コレ仲景桂枝湯ノ證ノ本文錯雜スルモノナリ故ニ此章ハ存シテ以テ一句ノ取舍斟酌ヲ立ツベシ類聚方ニ太陽中風ヨリ嗇々惡寒ニ至ルマデヲ上下ニ勾乙ヲ加ヘテコレヲ取ラズ前ニ云フ太陽之爲病脈浮頭項強痛而惡寒スト第十二章及十三章共ニ太陽病トア

レバ此三字ノ内ニ惡寒ノ證ヲ包容含畜ス然ルサハ太陽病ノ内ニ惡寒ノ證アルヲ以テ此惡寒ニ勾乙ヲ加フルモノナリ今此中風ノ輕證ハ俗醫所謂感冒ノ如キコレナリコレ中風ノ輕證ナリコレ桂枝湯ノ行ク所ナリ然レドモ惡風惡寒ヲ兼發スルコトアルトキハ桂枝ノ證ニモ亦惡寒ヲ發セザルヿナキト云フベカラズ桂枝ノ證ノ惡寒ハ附子ノ惡寒ト同ジカラズ桂枝ノ證ノ惡寒ハ必ス惡風發熱ヲ兼ヌ附子ノ證ノ惡寒ハ

タヾ惡寒ノミアリ又發熱ヲ兼ルヿアレド亦惡風アルヿナシ惡風アレバ必ズ桂枝ヲ用ユ各方皆ソノ徴ヲ削リ考フベシ

一桂枝湯方ノ條ニ遍身漐漐トヨリ以下類聚方ニ上下ニ句乙ヲ加ヘテコレヲ取ラズ然リトイヘドモ桂枝湯ノ妙要ハ微似有汗ヲ取ルニアリコレ其法ナレバナリ然レバ不可令如水流漓ト云フモノハコレ又法ニアラズヤ若ソレ仲景ノ法ヲ取ツテ如水流漓ナラシムルモノハ却テコレ誤

醫道眼目編　巻之八

治ニ屬スルモノナリ病必不除コレ仲景ノ古法ヲ守ル醫タルモノハソノ法ヲ慎ミ守ルナハ何ゾ妄レコレヲ失シテ病必不除ニ至ラシメンヤ故ニ益佳ナリト云若一服以下ノ章ハ悉クコレヲ舍テヽ取ラズ必ズコレ叔和ガ附會スル所ナラン

一第十四章コレ桂枝加葛根湯ノ正證備レリト謂フベシ方内ニ麻黄三兩アルモノハ葛根湯ノ方相ヒ誤ル故ニ煮法水率葛根湯ニヨル大ヒ

ナル誤ナリ又服度ニ至ッテ不須啜粥ト云モ亦
誤ナリ此方桂枝湯方内ニ於ヒテタヾ葛根四両
ヲ加フルノミ水率九升先煮葛根減二升云フ寸
ハコレソノ煮汁七升トナル乃桂枝湯ノ水率ト
ナルヲ以テ方法皆桂枝湯ニ則ル寸ハ啜熱稀粥
一升餘以助薬力可ナリ故ニ知ル此水率煮法服
度ニ至ルマデミナ葛根湯ノ法ト相誤ルヿヲ
一第十五章コレ下法ノ誤治ナリ下後ハソレ桂
枝湯ノ主證アルヿナシ桂枝湯ノ主證アルヿナ

シトイヘ𪜈ソノ毒ノ上衝スルモノハ桂枝湯ヲ與ヘテソノ上衝ヲ下サズンバアルベカラズ故ニ其主證ニアラザルヲ以テ可シ與桂枝湯ヲト云フ桂枝湯主之ト云ハズ方用前法以下叔和ガ妄添取ルベカラズ苟モ隨證治之ノ法ヲ知ルモノ何ゾソレ桂枝湯ノ證ナク上衝ノ證ナキニ桂枝湯ヲ與フルヿヲ為ンヤ。

一第十六章ソレ誤治ハ隨證治之ノ法ヲ知ラザルモノヽ行フ所ナリ故ニ發汗スベカラザルニ

コレヲ發汗シ或ハ又吐スベカラザルニコレヲ吐シ或ハ又下スベカラザルニコレヲ下シ或ハ又温鍼スベカラザルニ温鍼ヲ加フコレ發汗吐下或ハ温鍼治療ノ次第ヲ亂リ互ニ相誤ル寸ハソノ證所以仍不解ナリ如此ノ證ハ醫ソレ宜觀其脈證ヲ知テ前醫所犯何ノ逆治タテ而隨ツテ其臨時病應所見于大表之證互ニ施ス其治術ヲ而已然レバ此ヲ為ラ壞病桂枝不中與之也ニ句コレ叔和ガ註解タルコ明ラカナリ今コレヲ取ラズシテ可ナリ

一第十七章桂枝本為解肌此章本前章ト混同ス非ナリコレ別章トナシテ見ルベシ桂枝トハ乃チ桂枝湯ナリコレ桂枝一味ヲ云フニアラズ後世本草者流此句ヲ謬解シテ桂枝一味ヲ以テ解肌ノ藥トス笑フベシソレ桂枝湯ヲ服スルモノハ服後熱稀粥一升餘ヲ啜ッテ以テ其藥力ヲ助ケコレヲ温覆スルヿ一時バカリナラシメ遍身ニ漐々然トシテ微シク汗アルニ似タラシムルヲ解肌ノ法トスコレ汗ヲ發スルニハ非ラズ然ル

ニ太陽病若其人脈浮緊發熱汗不出者ハコレ麻黄湯ノ證タルヿ明ラカナリ隨證治之ノ法ヲ知ルモノハ豈ニコレヲ治スルニ桂枝湯ヲ與ンヤ。モトヨリ平常識テ此ヲ豈敢有シヤ令ルヿ誤ラ乎此章叔和ガ註解ナリ取ルベカラズ

一第十八章酒客ハ蓋シ大ヒニ酒ヲ飲ンデ醉ヘル人ナリ又飲ムヿヲ得ザル人モ少クコレヲ斂ムトイヘドモ亦大ヒニ醉フ此時ニ當ツテ此人頭痛發熱汗出而惡風或惡寒鼻鳴乾嘔者アリ其脈

必浮大ナリ若コレヲ知ラズシテコレニ望問聞切ノ診ノミヲ以テ誤ツテ太陽中風ノ證トナシテ桂枝湯ヲ與フルすハソノ人必嘔吐セズト云フ〻ナシコレ桂枝湯ノ味最甘キヲ以テナリ飲酒ノ人ハ甘ヲ嗜マズ平常トイヘ𪜈亦コレヲ惡ム況ヤ大醉前證ヲ發スル時ニ於ヒテヲヤソレ醫タルモノ仲景ノ方ヲ執ツテ以テ隨證治之ノ法ヲ施スヤ何ゾソレ酒ニ醉ヘル人ト太陽病トヲ誤リ治センヤ望ンデソノ酡顏ヲ知リ問フテ

ソノ酒量ヲ知リ聞ヒテソノ言ノ亂妄ナルヲ知
リ切シテソノ脈ノタヾ浮大弦數ナルヲ診シ上
戸ナレバ或ハ沈緊ナルモアリ況ヤ又酒氣人ノ
鼻ヲ撲チ發熱ソノ根ナキヿヲ知ルベシ然ル寸
ハ此章ハコレ又戯ニ近シ或ハ云フ酒客病トハ
平常酒ヲ嗜ム人ノ病ヲ稱スト故曰以テ酒客ハ不ㇾ喜ㇾ
甘ヲ故也トアリ曰然ラバ平常嗜ㇾ酒ノ人太陽桂枝
ノ證ヲ患ル者アラバソレ何レノ方ヲ以テ太陽
桂枝ノ證ヲ治スルヤ苟モ之ヲ治セズンバ其人

大病劇篤危殆ニ至ン醫タルモノソレ束手ヲ待斃
ヤソノ他桂枝甘草湯甘草湯ノ類ノ證ヲ發スト
云フトイヘ𪜈其藥甘キヲ以テ某〻ノ方ヲ施ス
ヿナカランヤコレ不通ノ説ナリ然レバ此章ハ
最モ後人ノ妄添笑フベシ痛クコレヲ舍ツベシ
一第十九章喘家ハ平常喘ヲ患フルノ人諸家ノ
説アリ然レ𪜈今ソノ人又傷寒中風桂枝湯ノ證
ヲ患フ必コレ胷中喘滿ノ證ヲ發ス故ニ云加厚
朴杏子ヲ佳ナリト然レ𪜈亦コレ一定ノ説ナリ若

ソレ喘家トイヘドモ亦或ハ此時ニ當ツテ喘ヲ發セザルヿナキ寸ハ厚朴杏子ヲ加フルノ理ナシ然レバ隨證治之ノ正ニハ及カズコレ必太陽病下之微喘者表未解故也桂枝加厚朴杏子湯主之ノ章ノ證ヲ見テコレヲ桂枝湯ノ下ニ附會スルモノナラン取ラズシテ可ナリ

一第二十章凡服桂枝湯トハ云寸ハ太陽中風ノ證ナルヿヲ知ルコレ本桂枝湯ノ證ニアラズ然ルニ今誤ツテ桂枝湯ヲ服セシムル寸ハ或ハ吐ス

醫道聖經解　卷之八　十七

ルモノアランコレ乃チコレヲ犯シテ逆證トナ
ルモノナリ若シバ〆吐スル寸ハ其後必吐膿血
ト云フ何ゾソレ桂枝湯ヲ誤リ服セシムルノ病
因ヲ問ハンヤタヾソノ膿血ヲ吐スルノ證ニ隨
ツテコレヲ治スベシ此章モ亦叔和ガ妄添攙入
前章ト同ジ取ラズシテ可ナリ
一第二十一章コレ太陽病誤ツテ發汗過多遂ニ
此諸證ヲ發ス桂枝加附子湯ノ證備レリト謂ツ
ベシ方内附子ノ下ニ炮ジテ去皮破八片トアリコレ

後人ノ妄添トイヘドコレ又如何ト云フヿヲ知ラズ後世ノ事ニ似タレドモ亦別ニソノ理アラン今取ラズタヾ對ミ用ヒテソノ効ヲ得ルヿアレバナリ服度ノ下ニ本云桂枝湯今加附子將息如前法トアルハ叔和ガ附スル所ナルヿヲ知ル毎方如此ノ言アリコレ成本ニ云於桂枝湯方內加附子一枚炮去皮破八片餘依前法ト云フト同ジミナ後人ノ附會スル所ナリ今コレヲ取ラズタダソノ方ヲ立ツベシ

一第二十二章服度ノ下本云ノ章前ニ同ジ下又
コレニ倣フ
一第二十三章錯雜辨別シ難シ桂枝二麻黄一湯
ノ章ト大氏相類スタバ此一章ノ意ニヨツテ此
方ヲ施コスベカラズ諸家ノ詮註アリトイヘドモ
病ニ臨ミ證ニ隨フノ事アリ今此章ニヨツテ此
方ヲ施シ難シ桂枝湯ノ發熱惡寒アリトイヘドモ
麻黄湯ノ證何レノ處ニカヨランヤ若シノ脈ニ
ヨレバ浮緊ニアラズシテ微緩ナリ又喘ノ證ヲ

載セズ又發汗ノ證備ラズ手ヲ下ス所アルヿナシ故ニ方極曰桂枝麻黄各半湯治ニ桂枝湯麻黄湯二方證相半スル者ヲト然レハ今此章ハコレヲ存シテ論ゼズシテ可ナリ唯シノ方ヲ取ルベシ若或ハコレヲ段落スルトキハ太陽病得之八九日如瘧狀發熱惡寒熱多寒少其人不嘔清便欲自可一日二三度發脈緩者コレ太陽病八九日以後ノ證ニシテ醫コレヲ治セザルモ亦愈ユルノ證ナリ故云為欲愈然リトイヘドモ此諸證備ハルトキハ方ヲ施

サヾルヿヲ得シヤ按ズルニ此證汗ナシ必微喘胸滿ノ證アルベシ其脉微緩ナリトイヘ𪜈麻黄湯ノ證アルベシ此時コレ此方ヲ施シテ愈ルヲ見ツベシ為欲愈也ノ四字ハ叔和ガ注文ノ例ナリ為ノ字ノ上疑ラクハ此ノ字ヲ脱スルナラン又前證ニシテソノ脉タヾ微ナルモノ惡寒ノミアツテ面色有熱色者別ニ又ソノ方治アルニアラズ又此方レ證ニ似タルヿアリコレ惡寒發熱ノ輕證ナリ故ニソノ脉コレタヾ微ナルノミナ

リ又微喘ノ證アルベシ此方ノ主證ニアラズト
イヘ𪜈ソノ一二證ヲ備フルヿアリ故ニ此方コ
レヲ主ルトイハズシテ此方ニ宜シト云フコレ
太陽ノ表證八九日解セザレバナリイマダ裏ニ
入ラザルヲ以テ其人不嘔清便欲自可發熱惡寒
モ亦一日一發間日一發セザルヲ以テ瘧病ニハ
アラズ一日二三度發スルヲ以テソノ發スルノ
形如瘧狀ト云此陰陽倶虚不可更發汗更下更吐
也ト未欲解也ノ二句ハ叔和註文ノ例ナリ以其

不能得小汗出ルヲ身必痒ノ一句ハ常ニ有熱色者ノ下ニアルベシ杏仁ノ下湯ニ浸シ去皮尖及両仁者十字ハ後人ノ加フル所ナリ桂枝ノ下ノ去リ皮麻黄ノ下ノ去節ヲト同ジ又此方各藥ノ下ノ分両及水率煮法悉ク叔和ガ改メ作ル所ナリ此方本ト桂枝湯麻黄湯ノ二方ヲ各別ニ法ノ如クコレヲ煮テ湯成ツテ後二湯各或ハ一升或ハ二升ヲ取リ等分ニコレヲ合シテ又法ノ如ク一升ヲ服ス何ゾ必シモ六合ヲ服センヤ然レドモ今叔和ガ附會スル所

ノ本ニ云桂枝湯三合麻黄湯三合併為《テナシ》六合頓服
トアルモノハ古傷寒論ノ本此法アルモ亦知ル
ベカラズ若今コレガ舊ニ復セバ桂枝麻黄各半
湯方各煮二湯如法取之桂枝湯三合麻黄湯三合
併為《テナシ》六合頓服ト書スヘシナヲ烏頭桂枝湯ノ法
ノゴトシ凡ソ此方及證ノ取舍斟酌大抵如此
一第二十四章此章服桂枝湯ノ法ナリ刺法已見
今タヾコレヲ存スルノミ
一第二十五章此章ノ上蓋シ太陽病ノ三字ヲ脱

スルナラン前章ト同シ此證太陽病ニシテ前醫
桂枝湯ヲ與フトイヘトモ如ク法不與之故ニ大汗出テ
如ク水流灕スカ其脈モ亦所以洪大ナル也然レトモコレ本桂枝
湯ノ主證ナルガ故ニ又桂枝湯ヲ與フルコト前ノ
如シ其證除カザルヲ以又服ス之一升ヲ服シ已ツテ須臾歠テ熱
稀粥一升餘以テ助ケ藥力ヲ温覆スルコト令メ一時許ニ遍身漐々微シ
似有汗者佳ナリ叔和故云如前法此三字註文ナ
リ削ルベシ若形似瘧トハコレ大汗後脈洪大者發
熱惡寒一日再發スル者宜桂枝二麻黄一湯トナリ汗

出テ必ス解スノ四字註文ノ誤入スルモノナリ削ルベシ今取ラズ如何トナレバ汗ノ出ヅルト出テサルトハ其ノ主方ノ妙要ニアリ今汗ノ出ヅルト出デザルトヲ問ハズタドツノ證備ツテ此方ノ全證ナル寸ハ此方ノ證ニ隨ツテ此方ヲ與ヘテコレヲ治スベシ故今如ク前法ノ汗出テ必解スノ二句共ニ取ラズ又桂枝二麻黄一湯モ亦前ノ桂枝麻黄各半湯ト同法ナリコレ先ヅ桂枝湯ヲ煮ルヿ如法三升ヲ取リ又麻黄湯ヲ煮ルヿ如法二升半ヲ取

リ而後桂枝湯二升麻黄湯一升ヲ取ツテコレヲ合シテソノ一升ヲ温服スルナリ故ニ此分兩銖枚ミナ叔和筭數ヲ以テコレガ法ヲ造ルモノナリ故云ク本云ト謂ヘリ今痛クコレヲ舍ツ曰桂枝二麻黄一湯方桂枝湯二升麻黄湯一升今合シテ為ニ一方温服一升日ニ再服ニ作ルベシ

一第二十六章此章又上ニ太陽病ノ三字ヲ脫スコレ又前章ト同ク誤治ニ係ル今變ジテ大煩渇ヲ生ズソノ證不解其脈洪大ナリ又ソノ大煩渇

引飲シ證ヲ治セント欲ス故ニコレニ白虎加人蔘湯ヲ以テコレヲ治ス今方内人蔘三兩アリ盖心下痞鞕ヲ證シテ脱スルナラン然レドモ此證心下痞鞕ノ證アルベカラズ千金方ニ白虎湯ニ作ル是ナリ東洞先師モ亦コレニ從フ

一第二十七章此章二十三章ト互ニ相照ヒ例シテソノ方旨ヲ見ルベシ發熱惡寒熱多寒少キモ亦同ジコレ必如瘧狀ナルベシ前證ハ脉微緩此證ハ脉微弱大氐ソノ脉證同ジキニ似タリ然レド

モ此脉證ヲ以テ此方ヲ施スベカラズ方極曰桂枝二越婢一湯治ス桂枝湯證多越婢湯證少者然ルサハ此方ハ頭痛發熱汗出惡風喘而渴者ヲ治ス

此無陽也不可發汗八字叔和ガ註文ノ誤入スルモノナリ宜クコレヲ削ルベシ扺又按ズルニ此方モ亦別ニ方ヲ立ツベカラズ惟方銘ヲ立ツベシ

本云ノ二字ハ後人ノ加フル所ニシテ當裁為越婢湯桂枝湯合之飲一升今合為一方桂枝湯二分越婢湯一分コレ必本論ノ遺文ナラン二分一分

ノ分ノ字コレ必升ノ字ノ誤ナラン然ルトキハ桂枝湯ハ一劑如法煮取其湯二升越婢湯亦一劑如法煮取其湯一升二合之為一湯温服一升越婢湯本論内ツメ方ヲ見ス今金匱要略ノ方ヲ取藥味及銖兩煮法ミナ叔和ガ分劑スル所ナリ林億ガ筭法ノ考悉クコレヲ舍ツベシ桂枝麻黄各半湯桂枝二麻黄一湯及此方林億等無用ノ算數ヲ貴ストス謂ベシ

一第二十八章此章ト證ト必ズ脫誤錯簡アラン

古來註家各ソノ説アリトイヘドモコレヲ今日日用事實ノ施治ヲ以テコレヲ解スルモノナシ或ハ文ニ從ツテ強ヒテコレヲ解ス或ハ文字ヲ改ム恐クハ理義ソミニ墮ンヿヲ按ズルニ此章モ亦上ニ太陽病ノ三字ヲ脱スコレ太陽傷寒服桂枝湯不可下而醫誤下之コレソノ治ニアラザルヲ以テ太陽傷寒桂枝證解セズ仍テ又誤ツテコレヲ下ス故ニ傷寒ノ重證トナル頭項強痛シ翕翕發熱無汗全クコレ麻黃湯ノ證ニシテ其脉モ

亦コレ浮緊ナルベシ然ルニ今變ジテ心下滿微痛小便不利欲作結胸ノ證ナリコレ乃桂枝湯ノ證ナリ心下滿微痛小便不利ヲ問ハズ豈桂枝湯ヲ與ヘザルベケンヤ頭項强痛ノ證凡三證提綱章及此章ト太陽與少陽併病章ナリミナ桂枝湯ノ證ニアラズト云コトナシ然レバ此章ハ必コレ錯簡脫誤ナルコト明カナリ成本ニ心下滿微痛小便不利者桂枝湯トアッテソノ下ニ去桂加茯苓白朮湯主之トアリ然レバ是成本ノ文モ亦謬誤

ナラシ故ニ今コレヲ治療ノ上ニ施シコヽニ此
病人ヲ現在診察スルヿアラバコレ此人本太陽
病醫因服桂枝湯不如法故不愈又或下之仍頭項
強痛翕々發熱因循不治而無汗其脉浮緊毒在心
下滿微痛小便不利コレ麻黄湯ノ證ニアラズシ
テ桂枝湯ノ證ナリ心下滿微痛小便不利ノ證輕
クシテ頭項強痛翕々發熱ノ證重シ故ニ桂枝湯
ヲ以テコレヲ主之ト云ベシ然レバ桂枝湯ノ下
主之ノ二字ヲ脱ス又去桂ノ上若心下滿微痛小

便不利者ノ句コヽニアッテ而桂枝去桂加茯苓朮湯主之トアルベシ然ラザレバコレヲ治療トニ施スベカラズ頭項強痛發熱無汗ト云ハ全クコレ太陽ノ表證ナリ豈去桂ノ理アランヤ桂枝湯ノ法方ヲ用チヒザレバ解スルコアルコナン諸家或云心下滿微痛小便不利者コレ停飲ノ裏證ニシテ頭項強痛發熱無汗者ハナヲ十棗湯ノ頭痛ノ如シト必ズシモ然ラズソノ理義ニ於トテコレヲ説ベケレドコレヲ治療ノ事實ニ施ス

ベカラズ若前證已ニ愈ヘ後證若愈ヘザルすハ後方ヲ與フベシ如此此章ヲ取舍斟酌シテ今日日用ノ事實ニ施スベシ小便利則愈ノ五字コレ叔和註文ノ例本云以下ト弁セテコレヲ舍ベシ一第二十九章錯雜取ルニ足ラズ然レ𪜈コレ本仲景ノ遺言アツテ存スルナラン叔和撰次スルヿ如此按ズルニ本證ハ是桂枝加附子湯ノ證ニ似タリ此方ヲ與ヘテ其表ノミヲ攻メント欲スルハコレ誤治ニ屬スルナリ若誤ツテ前ノ表證ノ

ミヲ見テ桂枝湯ヲ以テ其表ヲ攻ルトキハソノ人此湯ヲ得レバ便チ厥冷ノ證トナリ咽中乾ヒテ必煩躁シテ吐逆ス故ニ叔和又問荅ノ章ヲ設ケテコレヲ解シテ曰證象陽旦按法治之而增劇トハ前證ヲ誤ルカ故ニ厥逆咽中乾煩躁吐逆ノ證ヲ增シテ劇甚ナラシムルナリ遂ニ又後ノ兩脛拘急而讝語ノ證トナル今ソノ證ニ隨ツテ厥逆咽中乾煩躁吐逆者ヲ治セント欲シテ甘草乾薑湯ヲ作リテコレヲ與フ厥逆咽中乾煩躁スル

モノハ必ツノ毒内ニ結フルナリ先ヅコレヲ治
スベシ故ニ甘草乾薑湯ヲ與ヘテ厥逆乃チ愈ユ
故ニ叔和又コレヲ註シテ云夜半ニ陽氣還リ兩足當サニ
熱ス故ニ此章ノ註ニモ亦云以復其陽然レドモ兩脚
攣急愈ヘズ故ニ云若厥愈足温者更作芍藥甘草
湯與之其脚即伸フト叔和又コレヲ註シテ云兩足
當サニ熱スト脛尚微拘急重テ與芍藥甘草湯ヲ爾シテ乃脛伸フト若
前ノ諸證愈コトイヘドモ譫語イマダ止マズ故ニ
少シク與フ調胃承氣湯ヲ叔和又コレヲ註シテ云以承氣

湯微溏則止ム其讝語ヲト承氣湯トハ即此章ノ調胃承氣湯ナリ若重テ發汗ストハコレ復加フ燒鍼ヲ者ナリ必四肢厥逆ノ證トナル於是四逆湯ヲ以テコレヲ主ルナリコレ此證ハ汗吐自ラ發ス然ルニコレヲ誤リ治シテ又ツノ表ヲ攻メ或ハ又後ニ至ツテ燒鍼ヲ加ヘテ重テツノ汗ヲ發ス如此コレツノ錯雜ノ證トナル一定シテ治療ヲ施シ難シコレ蓋仲景如此ノ證ヲ治スルノ章アリ叔和コレヲ述テ此章トナシ後又問答ヲ設ケテ已レガ家

伎脈理ヲ以テ又重テコレヲ註スルモノナリ二章倶ニ痛クコレヲ舍テ取ル所ナシ

一第三十章此章ハ前ニ云フ所ノ如ク二十九章ノ註脚ナリ陽旦トハ陽明ニハアラズ太陽ヲ指シテ云晉陏以後ノ名ナリ故ニ桂枝湯ニ黄芩ヲ加ヘテ陽旦湯ト云ヒ又上方ニ乾薑ヲ加ヘテ陰旦湯ト云ヲナ後人陰陽家ノ醫ノ説話ナリ取ニ足ズ痛クコレヲ舍ベシ

右コレ一篇ノ取舍ニシテ又一章ノ取舍ヲ述

ル[illegible]如ク此太陽上篇如ク此中篇下篇モ亦取舍斟
酌シ上篇ノ例ヲ以テコレヲ加ヘ減シ又此意ヲ
以テ先師ノ類聚方ニ取ル所ノ章ヲ取リ其取
ラザル所ノモノハ皆コレヲ舍ベシ又一章ノ
取舍ハ宜ク類聚方ノ句乙ヲ以テコレヲ立ベ
シ然レドモ今坊間ノ本多ク門人弟子ノ手ニ出
テ、先師ノ意ヲ失フモノアリ又坊本ソノ
句乙ヲ磨滅スルモノ多シ余ガ著ス所ノ類聚
方議及ビ讀類聚方ニ因ツテソノ句乙曲截ヲ

以テ取舍ヲ正スベシ叔和ガ攙入私臆歴然ト
シテ見ツベシタヾ傷寒論ヲ讀ムモノハ文字
章句訓詁理義ノミヲ以テコレヲ讀メバ明清
諸家ノ註詮編次ノ見ニ墮チ陰陽名數ヲ以テ
コレヲ讀メバ
皇和及ビ宋朝醫流ノ支派トナルタヾ宜ク今日
日用ノ事實ヲ以テコレヲ讀メバ仲景ノ室ニ
入リソノ眞面目ヲ觀ルベシ藥量水率服度ノ
法ニ至ツテハ仲景ノ舊ニ復シ難シタヾ臨機

應變ノ手段ニアルノ三

明治廿四年第三月念二夜一閲了此日雨
易簡齋　岡直義

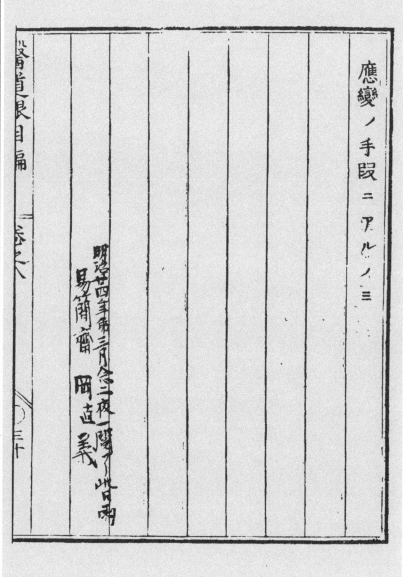